赤根彰子
akane akiko

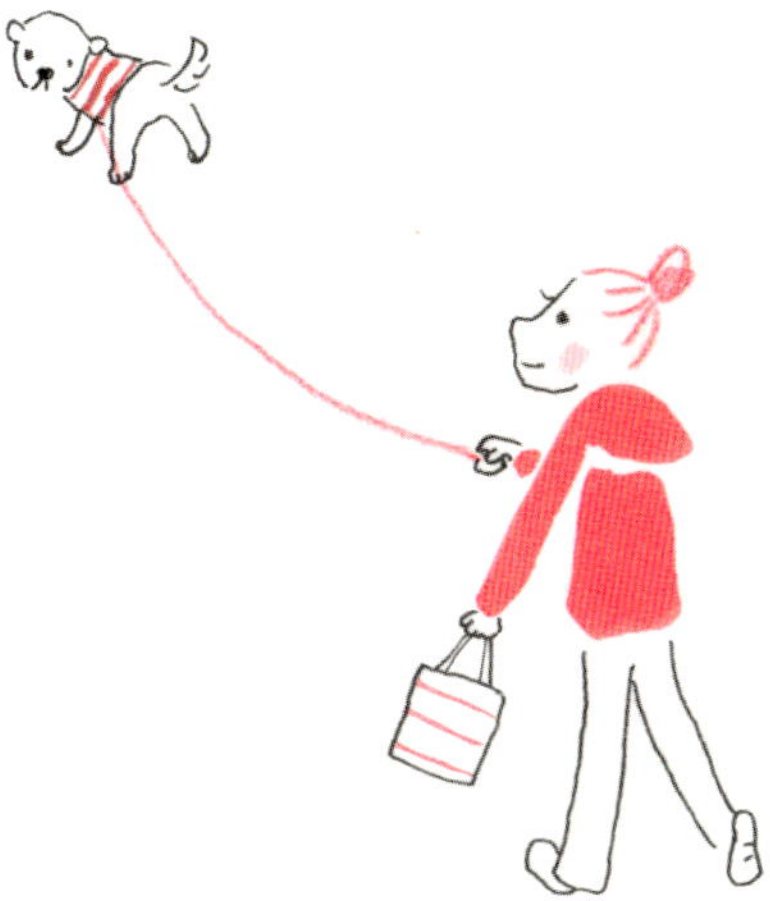

いつでもどこでも
ヨーガな暮らし

koseishuppan

はじめに

「どうしよう……」

という気持ちになることに遭遇します。なかなか思うようにならない日々、不安や心配でおぼれそうです。

頑張っているつもりでも、突然の人生のダメ出し。やり直そうと思うのだけれど、からだは疲れているし、こころは凹《へこ》んでいて、つい、

「逃げ出したい……」

と思ってしまいます。でも、やっぱり大切な自分の人生。

ヨーガは、もともと、苦しみ（思うようにならないこと）を克服する方法として、編み出された精神統一法です。

からだとこころをととのえて、自分を否定せずに、そのまま受け入れること、自分自身に微笑《ほほえ》むこと、リラックスすることが大切だと教えてくれ

ます。本当は、いつだって私たちはな〜んにもなくても、すでに自由で平和で幸せなのに、それに気づいていないだけなんだと気づかせてくれます。

この本では、ヨーガをまったく実践したことがない方でも、日常生活の中で、いつでも、どこでも、無理なくできる、一日を通してのとっても簡単なヨーガ的姿勢のあり方、呼吸の仕方、考え方、こころの持ち方を紹介しています。肉体的姿勢が人生に対する姿勢と精神状態をあらわし、呼吸の状態がこころの状態と同じであることを知って、姿勢と呼吸をととのえれば、もう大丈夫。どんなときも
「安心して。私にまかせて……」

と自分自身に言ってあげます。

今日という奇跡のような一日を迎えられたことの喜びを実感する瞬間がきっと誰にでもあるはず。そんな、からだとこころにとってもやさしい『ヨーガな暮らし』を……リラックスして……始めてみましょう。

目次

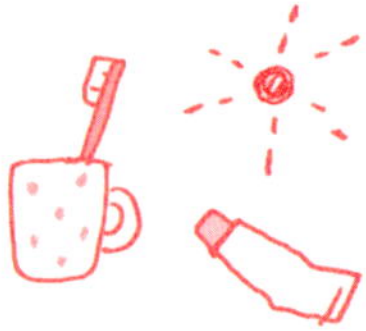

Ⅱ オフィスのヨーガ

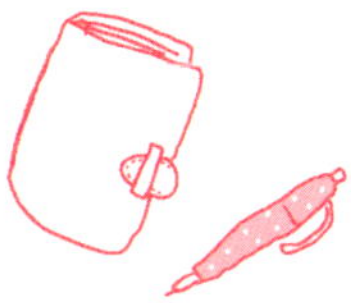

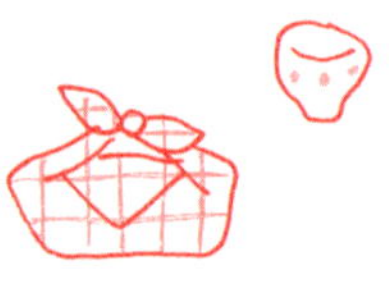

Ⅳ　午後3時のヨーガ

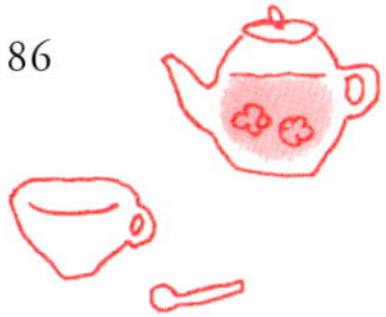

V　夜のヨーガ

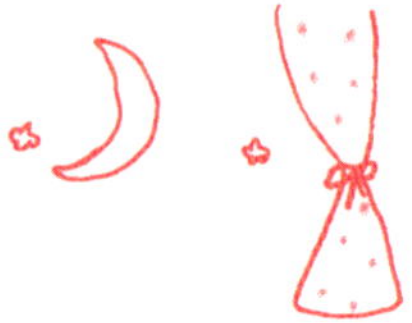

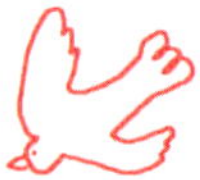

デザイン
こやまたかこ

イラスト
入江めぐみ

本書の使い方

本書では、朝から夜までの一日の流れの中で、
からだとこころをととのえるためのヨーガのポイントを、
実践とともに紹介しています。

実践編は、いつでも、どこからでも
好きなときに始めることができます。読むだけでも
ヨーガのエッセンスにふれることができます。

注意事項

無理して、痛いところまでやらないこと。

ヨーガの呼吸の基本は、鼻呼吸です。

ヨーガは食事前、あるいは
食後2時間以上経ってから行うこと。

既往症や慢性病
などがある場合、また妊娠中の方は、
医師に相談してから行うこと。

I
朝のヨーガ

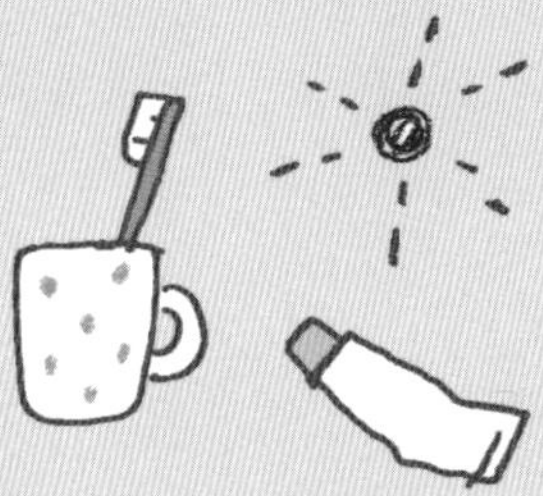

朝のスタートで
一日が決まります。こころとからだを
シャキッとさせる
目覚めのヨーガです。

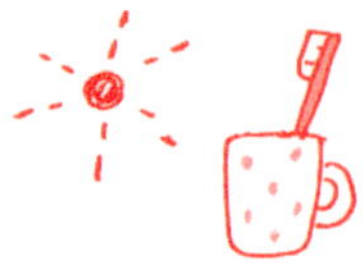

ベッドの中のお目覚めすっきりタイム

「あーあ、疲れた」

と、目覚めていませんか？

なんだか昨日の疲れがまだ残っていて、ちょっとすっきりしない朝。

やれやれ、忙しい生活をしていると、なかなか夜が来ません。街は夜中までこうこうと明るく、すぐに家に帰らせてはくれません。帰宅時間は遅くなり、深夜のテレビのニュースでやっと、

〝ほっ〟

と、ひと息つくといった感じ。

一日、仕事や家事で疲れて頭は混乱し、落ち着ける状態になるには夜中

の一時二時を待たなければなりません。すると自然のサイクルとの狂いが生じて、朝起きられない完全夜型人間のできあがり、万年不眠症・寝不足族となってしまいます。青白い寝不足顔で朝を迎えることとなり、新しい一日の始まりをワクワクしてスタートできません。

出勤前に少しだけでも自分のための自由時間をもち、なんとか余裕のあるこころとシャープな頭でさっそうとお出かけしたいです。

朝はいつでも輝いていて、たとえ、雨でも曇りでも、どんより雲の上はいつでも輝く太陽の王国が限りなく広がっています。ただそれを感じとれるかは、レセプターである私たちのからだとこころのコンディションにかかっています。

姿勢を正して今日という奇跡のような新しい朝を“Welcome（ようこそ）”とにっこりして迎えられるように……。

朝の目覚めのヨーガです。

いざ、実践

気持ちよく目覚めま～す

目が覚めたとき、すぐに起きあがらないようにします。まだ、頭もからだも完全に目覚めていません。突然起きあがると、貧血、腰痛を引き起こす原因にもなります。

❶仰向けに寝た状態のまま、足首をゆっくり回して、足先から少しずつ目覚めさせていきます。左、右にゆっくり、ぐるり、ぐるりと足首を回します。

そこから、足の甲をのばしたり、足先を顔の方に向けたり、足首と足全体を刺激します。

❷両手を頭の先に大きくのびをして、からだ全体をたてにのばします。そのとき、

「あ～～、気持ちがいいなぁ～～」

と気持ちものばします。

❸ヨーガの呼吸は鼻呼吸で、鼻から

息を吐いたり、吸ったりします。左ひざを立てて、息を吐きながら右の方の床にひざが近づくように腰をひねります。顔は左の方を見てふつうに呼吸をして、しばらく保ちます。息を吸いながらゆっくり戻ります。

❹足をかえます。右ひざを立てて左の方へ、顔は右です。ふつうに呼吸をして保ち、ゆっくり戻ります。もう一度手と足をまっすぐに大きくのびをします。「あ〜〜〜、気持ちがいい〜〜。これ以上気持ちがのびな〜〜い」

というところまで、宇宙の果てまでのびて、ゆっくり手をからだのわきに戻します。

❺右を下にした横向きになって、ゆっくり起きあがります。

「おはようございます。私の大切な今日という一日」

そして自分自身ににっこりします。

からだもこころものびのびのびて、新しい朝を幸せな気持ちで迎えられるでしょう。今日一日を大切に生きていくやる気が出ます。

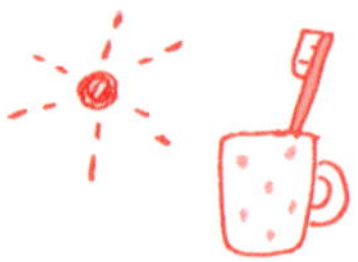

朝の姿勢が一日のこころの余裕をつくりだします

まず、自分の座る場所を決めます。落ち着ける静かな場所で、できれば毎日同じ場所で同じ姿勢をとるといいと思います。するとやがて、もうそこに座っただけで気持ちが落ち着く、楽になるという感覚になってくるからです。〝落ち着き座布団《ざぶとん》〟を一枚自分のために用意しましょう。

あるいは、お気に入りのヨーガマットでもOKです。自然素材のものが気持ちいいです。自分でキルティングのような布を買って、ちくちく手縫いしても楽しいです。神聖な大切な場所になるので、こころを込めて、買うなり、作るなりします。そしていつもそのお気に入りのリラックスできる場所でヨーガを実践します。

ふつう意識して肩の力を抜くと二～三センチ肩が下がります。ということはふだん、肩を不自然に怒《いか》らせて緊張したまま生活しているということです。肩がこるのも無理はありません。この姿勢の効果は、からだのバランスがととのい、リラックスしてこころが安らぐことです。背筋がのび、気持ちが前向きになってきます。肉体の姿勢を正すことは、それだけではなく、人生に対する姿勢、精神の姿勢を正すことになります。姿勢の悪い前かがみのうつむいた状態で、非常に前向きな明るい性格というのはちょっと無理かもしれません。

姿勢がととのっていないと、きちんとした呼吸はできません。はじめて自分の呼吸を意識した人は、自分の呼吸が浅く、一定の速度に落ち着いていないのを感じるし、また息を吐くというのがとても難しいことにも気づかされます。大切なのはその「気づき」で、「気づき」が幸せへの第一歩です。それが新たなる自分自身への出発になります。

いざ、実践

正座で姿勢をととのえ、こころを落ち着けますよ～

❶両ひざを曲げ、足の指は重ねずに左右対称の形で正座します。背筋を十分にのばします。肩の力を抜き、首の後ろをのばしてあごを軽く引きます。両手はももの上、腕や肩に力が入らない一番楽なところを探して手のひらを下向きに置き、正面を見ます。

❷姿勢がきちんととれたと感じたら、軽く目を閉じます。そして自分が座っている場所が自分にとってとても静かで居心地のよい、リラックスできる場所であるとイメージします。意識を二五パーセントぐらい内側に向け、あとの七五パーセントはリラックスします。

❸そして意識を呼吸に向けます。呼吸は口を閉じて、鼻で吐いたり吸ったた

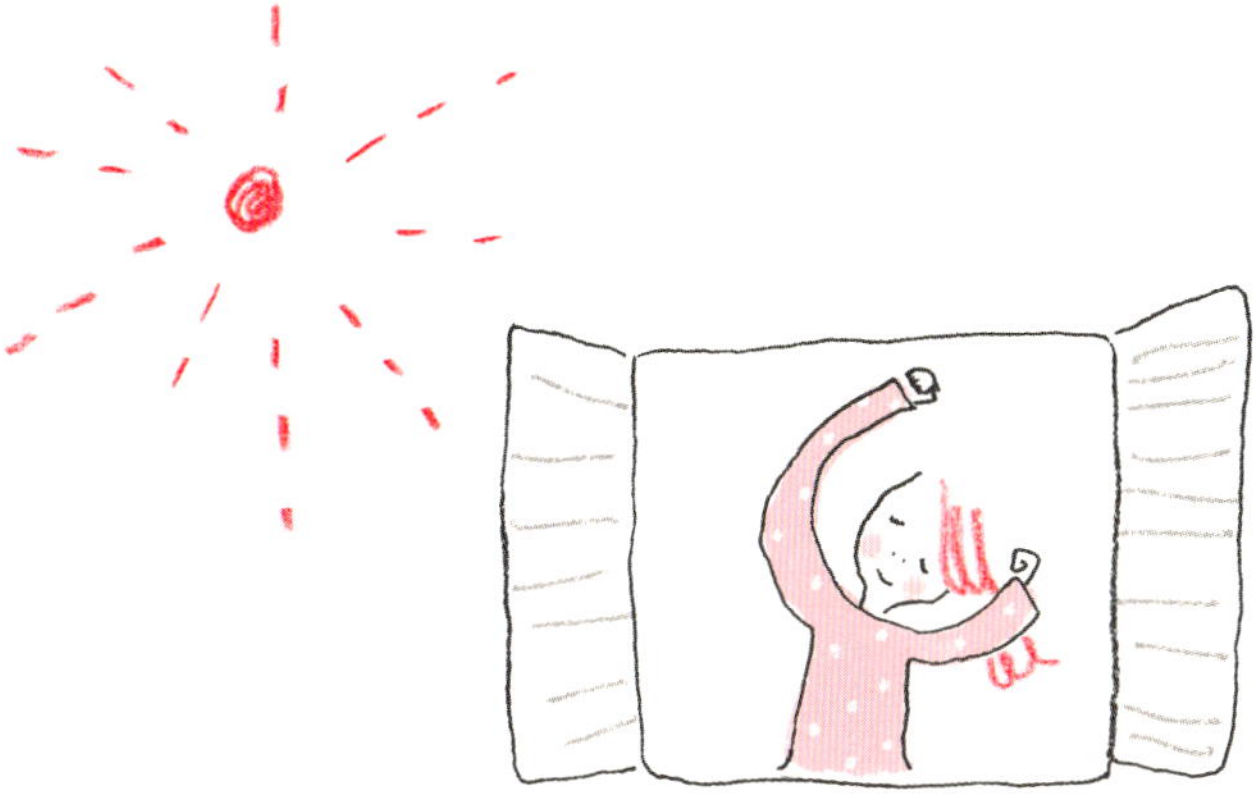

りします。吐く息をゆっくり静かに長く深くします。その呼吸の行方《ゆくえ》を吐ききる最後まで意識で追って、気持ちを落ち着けていきます。

正座で精神を安定させ、こころに余裕をもてる、そんな朝のゆとりがどんなに素晴らしく、一日を豊かにするかすぐに実感できるでしょう。

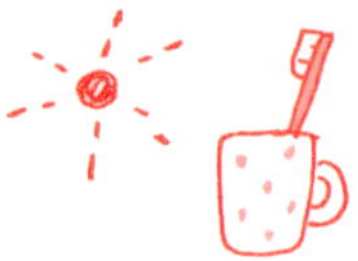

昨日の疲れにさようなら、からだのこりをほぐします

朝、からだはとてもかたい状態にあります。けれどもそのかたいときにほぐすのがとても効果的です。リラックスしてこりをほぐすことから始めましょう。

からだがこりかたまっていると、気持ちもゆるみません。気持ちが何かに縛《しば》られているとからだもほぐれません。からだも気持ちも限りなく解放していきます。

ヨーガはからだを柔軟にすることが目的ではありませんが、からだがほぐれていると楽です。気持ちもほぐれます。からだがかたいと頭もかたく、頭がかたく気持ちがほぐれていないと、顔もゆるみません。顔の表情もかたくなっています。目も三角です。

からだとこころと頭が柔軟なことは、融通《ゆうずう》がきき余裕がある状態です。こりかたまりからの自由、からだの中の流れ、気持ちの流れがスムーズでとどこおりなく、換気のよい状態です。

けれど、たいていの人は首と肩がこりかたまっています。疲れや緊張がそこにたまっています。真面目なきちんとした長所である性格が、日々の疲れや緊張をもたらし、いろいろ無理したり我慢したりすることでのストレスが、こりの原因にもなります。

ヨーガをするときに大切なことは、ぜったいに自分を否定しないこと。「できない。かたい。ダメだ」など否定的な感情はもたないように、あるがままの自分をそのまま肯定して受け入れて、実践します。それが日常生活でも自分を否定しない、肯定的な生き方ができる自分へとつながっていきます。

いざ、実践

首・肩のこりこりをほぐしますよ～

1 正座、または、足が痛くなる人は立った状態で、背筋をのばし、肩の力を抜きます。息を吐きながら頭を前に倒します。頭と首の力は抜き、リラックスしてふつうに呼吸して保ちます。それから息を吸いながら頭を起こし、頭を後ろへ倒します。息を吐いて力を抜いて、ふつうに呼吸して保ちます。

そのとき運動不足や首がこっている人は、背中のあたりまで刺激が伝わります。その感じを観察します。息を吸いながらもとに戻します。

2 息を吐きながら頭を左に倒します。耳が肩に近づくように柔らかく倒します。しばらくふつうに呼吸して保ち、息を吸いながらもとに戻し、息を吐きながら右に倒し、しばらくふつうに呼吸して保ち、息を吸いながらもとに戻します。

3 大きな宇宙をイメージします。そこに大きな円を頭で描くように、大きく首を回します。両方向よく回し、そのとき気持ちも解放させていきます。

「ああ、広いなぁー、大きいなぁー」という感じで気持ちをほぐします。

とりあえず、自分の仕事、役割、自分が誰であるかも忘れて、イメージを広げてリラックスしていきます。

❹息を吸いながら左肩を上げていきます。そして息を吐きながら一気に肩の力、上半身の力を抜き、脱力します。人は力を抜く方が難しいので、思いきって脱力する練習をします。頭も空っぽにして骨の存在も忘れて、ぐにゃーと力を抜きます。右肩も同様にします。

❺息を吸いながら、両肩を上げ、息を吐きながら両肩、上半身の力を完全に抜きます。そのとき、いらない気持ち、ストレス、疲れ、背負い込んでいるもの、ため込んでいるものを、一緒に下ろし捨てます。肩の荷を下ろすようにします。

首・肩のこりをとり、気分がサッパリ軽くなります。疲労感、怠惰な気持ちから解放されすっきりします。

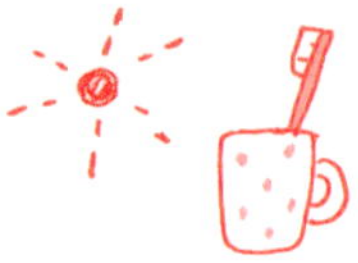

お目覚めすっきり、お目目ぱっちりエクササイズ

目覚めの悪い人は、なかなか目が開きません。午前中はボーッと眠そうな目で過ごしてしまいます。いかにも寝起きという目ですね。そこでシャキッと目を覚ますエクササイズで、目をぱっちりさせ、今日一日、仕事で目が疲れないための予防もしておきましょう。

仕事、日常生活でついつい酷使《こくし》してしまう目。目はとても大切な、仕事・生活のパートナーで、目を悪くしたり、見えなくなったりしたら、すごく不自由で仕事や生活はかなり制限されてしまいます。ヨーガはいつでも自由でいること、何にも頼らない完全自立を目指していきますので、自分で自分をケアし保護します。

目も筋肉なので、エクササイズで強化することが可能であるとヨーガでは考えられています。ふだん使わない目の筋肉を十分に動かして強化していきます。

目のエクササイズをすると、世界が明るく、はっきり、くっきり見えます。気持ちも世界に対して明るく、はっきり、くっきりしていると、これから仕事をしに行こう、という前向きな気持ちになれます。

そして目のリラクゼーションで、目を癒し、疲れをとります。あまりにも酷使している目、どれだけ日々働いてくれているかわからない目なのに、ぜんぜんケアしていないというのは、あまりにも可哀想で、目に対して申し訳ないです。

感謝しても感謝したりない、大切な働きものの目。つねに感謝し、目のエクササイズ、目のリラクゼーションを忘れないようにいたします。

いざ、実践

目をもっと愛しましょう～

❶正座のポーズをとります。足が痛くなる人は、椅子に腰かけて行います。

❷まず、目を大きく開け、頭のてっぺんを見るように、目の玉をグギッと上に向けます。そのとき息を吐きます。吸いながらもとに戻します。息を吐きながら今度はのどを見るように下を見ます。吸いながら戻します。

❸左耳を見るように、息を吐きながら目の玉を左に動かします。息を吸いながら戻し、今度は息を吐きながら、右耳を見るように、右に目の玉を動かし、息を吸いながら戻します。

❹息を吐きながら左眉を見るように

目の玉を動かし、息を吸いながら戻し、息を吐きながら右耳たぶを見るつもりで右斜め下を見ます。息を吸いながら戻し、次に右眉を見るように息を吐きながら右斜め上を見て、息を吸いながら戻し、左耳たぶを見るように息を吐きながら左斜め下を見て、息を吸いながらもとに戻します。

❺それから目を閉じ、両手のひらを合わせて五十回こすって温めてそれをお椀のようにまぶたの上にかぶせ、しばらくその温かいエネルギーで目を休めるようにします。

ふだん使っていない目の筋肉を動かすことによって目を強化し、お目目ぱっちり輝きをもった美しい目になります。目の疲れも癒します。

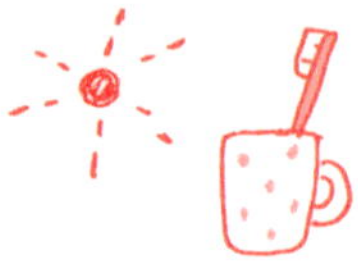

呼吸をととのえ、こころをととのえます

「あなたは一分間に何回呼吸していますか？」

自分の呼吸について、呼吸がいかに大事かを知る人は意外に少ないのです。それは人が生まれて死ぬまで放っておいても自然に無意識に呼吸しているからです。

知人が胃の手術を終えて、麻酔から覚めたところでお医者さんに、

「さー、よく頑張ったね。じゃあ深呼吸してみようかあ〜」

といわれ、

「ええっ、深呼吸ってどうやるんだっけ？」

と急に深呼吸といわれても、深呼吸する習慣がなかったため深く呼吸で

きなかったといいます。〝そんなばかな……深呼吸ぐらい〟と思いますが、ゆっくり静かに長く深く息を吐いてみようと試みると、意外に浅い呼吸しかできない自分に驚いてしまいます。

人はふつう、一分間に十六～十八回呼吸します。心身に問題があると呼吸は三十回ぐらいに増えることもあります。しかしヨーガを続けていると、一分間にだいたい一回から四回ぐらいの呼吸ですむのです。一分間に三十回呼吸する人と一回の人では、一時間にすると千八百回と六十回の違いになり、その差はあきらかです。それだけエネルギーのロスが少なくてすむのです。

呼吸が長くなってくると、むやみに腹を立てたり、イライラしたりすることもなくなってきます。いろいろなことに遭遇《そうぐう》してもいちいち凹まずに気持ちがおおらかに安定していることが可能になってきます。というわけで、からだとこころのエネルギーのロスがないので疲れなくなるのです。

いざ、実践

腹式呼吸をマスターしましょう

❶正座かあぐらで座ります。足を組んだポーズ（右足を左足のつけねのところにのせ、左足をその上、右足のつけねにのせる座り方）でもいいです。

❷目を閉じて、お腹の空気を外に出すように、息を鼻から吐いていきます。吐ききったら胸を使わずに、お腹の筋肉の力を抜くようにしてから、空気をお腹にいっぱい入れるように長く息を吸っていきます。

これは通常、人が眠っているときに無意識に行っている腹式呼吸です。つまり深く呼吸ができリラックスする呼吸法です。

ヨーガの完全呼吸をマスターしましょう

❶ 正座またはあぐら、足を組んだポーズで座ります。

❷ 目を閉じて、からだに風船が入っているようにイメージします。

❸ 鼻から息を吐いていくときに、肩、胸、お腹から息が出ていき、風船がしぼんでいくようにイメージします。背骨はまっすぐです。そのとき、からだの前面、後ろ面、側面がしぼんでいくようにイメージします。

❹ 鼻から息が入ってくると、お腹、胸、肩がふくらんでいくようにイメージします。そのときもからだの前面、後ろ面、側面がふくらんでいくようにイメージします。とても深く呼吸できます。どこにも緊張がないように肩の力は抜いて実践します。

呼吸が長く深くゆっくり安定してくると、こころの状態も落ち着いて安定してきます。

自己への祈りが内なる宇宙の偉大さを気づかせてくれます

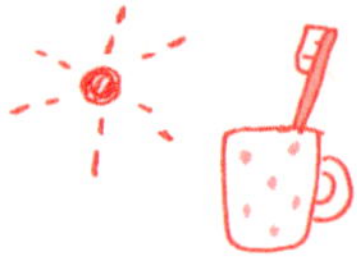

朝早く目覚めると、まだ街は眠りについていて、都会にも静寂なひととときがあります。インドでは朝の四時から六時の間が最もヨーガに適したサットヴァ（光に満ちた、平和で、幸せで、自由な、喜びに満ちた、静かな時間とされています。旅先で久しぶりに早起きして、散歩するときのすがすがしさを誰もが知っています。あのすがすがしさがからだとこころをリフレッシュし癒してくれるのです。

ヨーガにはたくさんの流派があります。その中でバクティヨーガというヨーガの一派があり、これは祈りのヨーガです。

私たちはいつも祈りながら生きているのです。

「仕事がうまくいきますように」

「やりたい仕事につけますように」

「あの人がふり向いてくれますように」

と。ストレス社会で生きるためには、自分で自己のバランスをとる習慣を身につけていなければなりません。

「自分を信じる、自分の可能性は無限なのだ」

と思える精神のみずみずしさが必要です。

自分の限界を勝手に決めつけ「人生はどうせこんなもの」とどこか投げやりにあきらめてしまう、その姿勢が人生を暗く退屈なものにしてしまいます。あきらめたり、凹んだりせずに、逆境も挫折《ざせつ》も飛躍へのステップと考えて乗りきっていきます。そのためにはからだとこころの強靭《きょうじん》さが必要になります。

いざ、実践

太陽に合掌するポーズ

❶窓際《まどぎわ》で東の方向、太陽の方を向いて立ちます。

❷胸の前で合掌します。

❸太陽を実際に見ることができるときは、その方向へ顔を向けます。出ていないときは斜め四十五度上にさんさんと輝く太陽をイメージします。そしてその太陽から光や力、エネルギーが自分にふりそそがれているようにイメージします。

❹息を吸いながら合掌した手をゆっくり頭上に移動していきます。

❺息を吐きながらその上げた手を斜め横に開き、顔は太陽の方に向けます。

❻太陽のエネルギーを十分に受けて、息を吸いながら両手を頭上に戻し合掌します。

❼息を吐きながらその手を胸の前に戻します。

斜め四十五度上を見上げることで気持ちも上向き、元気になります。

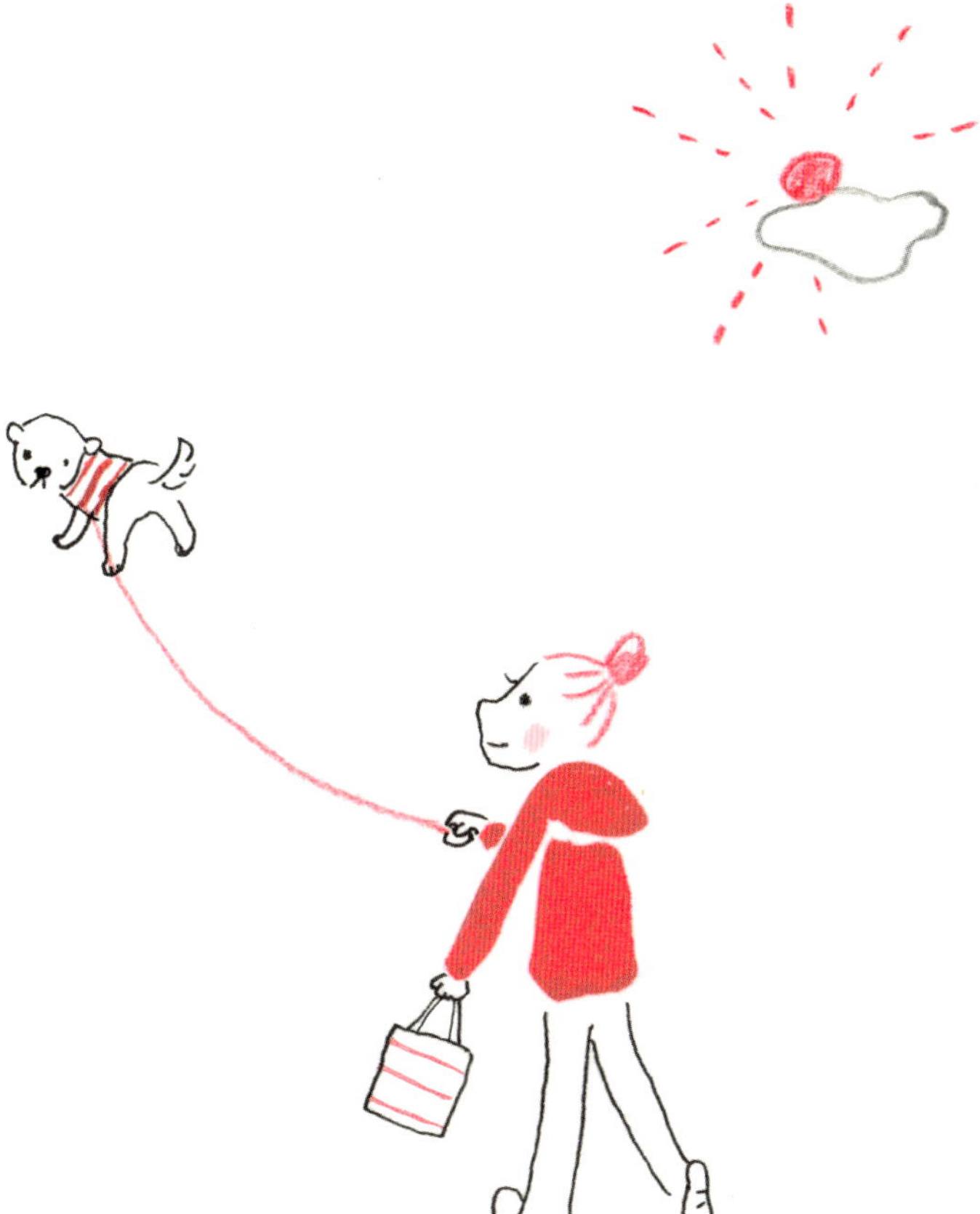

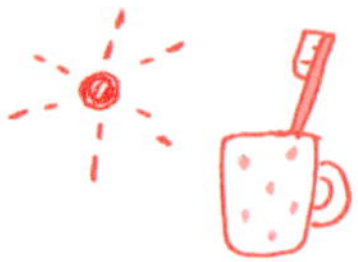

太陽への祈りでエネルギーを充電します

ヨーガでは自分は内なる宇宙であると考えます。それは大きな宇宙から見れば小さな宇宙であるけれども、けっして小さなまま限定された宇宙ではなく、果てしなく拡大可能な宇宙なのです。

朝は誰にもやってきます。

「日はまた昇る」という言葉通り、宇宙は私たちに平等に朝のエネルギーをもたらしてくれます。

インドのベナレスでガンジス川の向こうにあらわれたオレンジ色の朝日は、緑のガンジス川に一筋の光の線を描き、その荘厳《そうごん》さは、すべてをあまねく照らし生命すべてに生きる勇気を与えているように思えました。それはけっしてインドに限ったことではありません。日本のどこでも、東京の都会のビルに映る朝日もオレンジ色に美しく光を放っています。太陽はいつでも力やエネルギー、光を与えてくれているのです。

朝、静かに座り、自己を静かに見つめるひととき、人はとても素直になれます。美しい朝との関係がそこに成り立っています。「生きている実感、喜び」に満たされ、いつしか知覚と直感の窓が開き、そこに光が差し込んできます。

誰しもが、幸せになりたくて生きています。よりよく生きたいと祈りながら生きています。太陽への祈りが生きるエネルギーを与えてくれ、自己への祈りが自分の人間性を気づかせてくれます。生命《いのち》の大切さに気づき、かけがえのないこの人生、今日一日を大切な気持ちでスタートできることはとても有り難いです。

いざ、実践

太陽の瞑想が元気をくれますよ〜

❶椅子に座るか、あぐら、正座または足を組んだポーズで、床、ヨーガマットの上、または〝落ち着き座布団〟に座ります。背筋はまっすぐ、肩の力は抜き、気持ちを楽にします。手の指は人差し指を曲げて輪をつくるように親指の先につけます。他の三本の指はのばしたまま、ひざの上に、手のひらを上向きに置きます。これはチンムドラーといい、パワーを内的に目覚めさせるものです。

✚✚✚

インドのヨーガでは各指はそれぞれ象徴的な意味をもち、親指はブラフマン（普遍的な宇宙）、人差し指はアートマン（真我、魂、本当の自分）、中指はサットヴァ（純粋、光、平和）、薬指はラジャス（行動、活動、刺激）、小指はタマス（怠惰、不活発、無気力）を表します。親指と人差し指をつけ、普遍的な大きな宇宙の意識と小さな宇宙である自分の魂をつなげ、統一することを表しています。ヨーガは結合という意味です。

❷形がととのったところで、太陽の瞑想に入りましょう。目を閉じ、太陽をイメージします。部屋から太陽が見える場合は、東向きに座り、太陽を実際に見て、目を閉じても太陽が観えるようにします。そして太陽からエネルギーをもらっているようにイメージします。そうしてこころを太陽と一体化させるように、呼吸をととのえて三分間静かに座っています。

永遠なる生命と健康の象徴である太陽を瞑想することで、自分自身もそういう存在へと変容していきます。

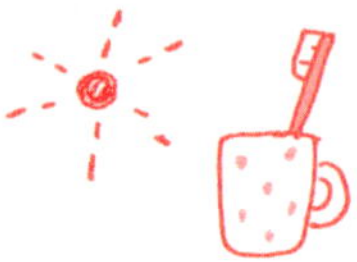

お勤めの前に朝の大切なお勤めを果たします

何といっても、その日爽《さわ》やかな気持ちで出かけることができるかどうかは、朝のお通じがすっきり出たかどうかで決まるといってもよいでしょう。便秘はからだの中に老廃物をためているのと同じで、からだもすっきりしなければ気持ちもすっきりしません。

朝食前のエクササイズで腸を刺激し、すっきりしたからだとこころで今日の一日をスタートさせたいです。

トイレでは、力まないこと、痔の原因にもなります。痔の人は、深酒や辛いものを避け、消化によい食物繊維の多い、いわゆる腸のお掃除をしてくれるものを進んでとるようにします。

水分を十分に補給することも大事です。

トイレではリラックスして、姿勢を正して座ります。そして、力むことなく、息を止めないように注意して、深く息を吐いていきます。

トイレの両側の壁を手で押すようにして、スムーズにお通じが出てくるようにイメージします。

頭のてっぺんをコンコンと上から軽く叩いて、下からお通じが出ていくようにイメージする方法もあります。

息は長く深く吐き、うまく朝のお勤めが終わったときは、素直に喜び合掌します。

良好な排便はからだとこころの健康のバロメーターです。

そして、それは毎朝の大切な、儀式というか、必ず必要な習慣にします。

いつでも老廃物をためないすっきりした状態をこころがけます。

いざ、実践

朝のお勤めのためのエクササイズ

❶正座またはあぐら、あるいは足を組んだポーズで座ります。

❷背骨はまっすぐ姿勢を正します。

❸両手を腰のわきにもっていって、親指を腰骨の上につけて、他の四本の指は下腹にあてます。

❹四本の指でお腹に圧力をかけて、息を吐きながら押します。

❺すぐに圧力をほどくと同時に息を吸い、それを二十五回くり返します。

肛門をしめてもっとパワフルに

肛門がゆるんでいる人がいます。エネルギーの氣道《きどう》は、尾てい骨の内側から頭のてっぺんにかけて通っていて、その氣道に七つのチャクラ（エネルギーセンター／神経中枢）があり、ムーラーダーラチャクラは脊椎の最下部に位置し、クンダリニーという強力なエネルギーを宿すとされています。このムーラーダーラチャクラを支配するものは、病気を免《まぬが》れることができるといわれるのです。肛門がゆるんでいると、エネルギーがもれてしまいます。だから肛門を引きしめ、パワーをもらさず蓄積し、エネルギーを出したいときのために準備します。

❶ 意識を肛門のところにもっていき、肛門を内側に引き入れるように、そして上に引き上げるように引きしめます。

❷ それを一瞬グッと力を入れて引きしめて（そのとき息を吸っています）、パッと力をゆるめます（そのとき息を吐きます）。

❸ それを何度かくり返します。

パワーが充実してきて、朝のやる気のない、ボーッとした気分も一新します。腸も刺激しますので、便秘にも効果を発揮します。

Ⅱ
オフィスのヨーガ

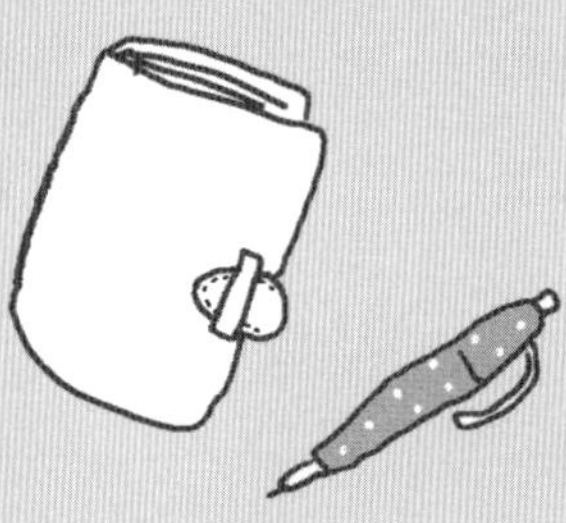

仕事への姿勢をととのえて、
ストレスに負けないこころとからだに。

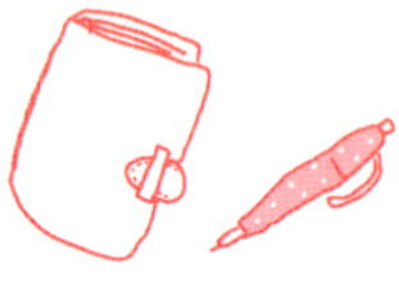

行為のヨーガのすすめ

純粋に行為に徹する生き方をヨーガではカルマヨーガ（行為のヨーガ）といいます。仕事のヨーガ、行動のヨーガともいいます。

〝純粋に行為に徹する〟

ということは、とても難しいことです。たとえば仕事をするときでも、

「誰かに認められたい」

「この仕事をすれば、いくら儲《もう》かる」

「出世したい」

「家族のためにはいたしかたない」

「とりあえず会社の席に座っていれば、給料はもらえる」

など、さまざまな思いをこころに抱いてしまいます。それは純粋な行為

とはいえないのです。仕事をすることによって得られる利益を計算している状態です。

純粋にその行為に徹するとは、損得感情なしに、その行為によって、あとで起こることは考えずに、その瞬間にしている行為だけをやりきることです。そこには過去も未来もない、今現在だけが存在しています。今という瞬間だけがあります。その瞬間にその行為だけがあるのです。その行為に徹し、そのときどんな感情も、欲望も差しはさまないことです。

そうできたら、どんなに素晴らしいでしょう。そうすれば余計なストレスが生まれません。仕事自体に集中していますから妄想に悩むこともありません。人間関係に怯《おび》える必要もないのです。何からも自由です。純粋に仕事に徹する姿勢はとても美しい姿といえます。

報酬を期待せず、純粋に全身全霊で仕事に徹する、カルマヨーガの実践はいつでもどこでもできます。毎日がカルマヨーガの修行になります。

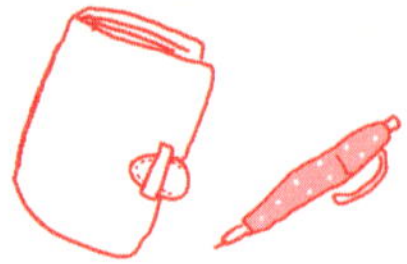

強く念じ実行します

人間には自分の内側から込みあげてくる、やむにやまれぬ衝動というものがあります。けれども漫然《まんぜん》と毎日を送っていると、自分のやりたいことが何なのかもつかめないまま日々が流れていきます。

「やりたいことが何なのか、わからないんです」

「流されて生きてきて、何も自分で決めたことがないんです」

本当の自分を生きていないとき、人生が空《むな》しくなるときがあります。誰しも自分の人生を選択していきます。何を選択してきたか、それが人生を形作ります。人生は自分の選択による総決算です。

「運がなくて……」

と肩を落とし凹んでしまいます。そういってあきらめた途端、運はあっというまに逃げていってしまいます。

〝チャンスには後ろ髪がない〟

ということわざがあるように、ボーッとしている間にチャンスは通り過ぎ、後ろからはつかむことができないのです。

運のつかみ方は、自分の内側の声を聴いて、自分が本当にやりたいと思っていることを仕事にするように挑戦することです。情熱の注げる仕事、無心でできる仕事、純粋な気持ちで損得感情なしに打ち込める仕事です。そして努力し、一生懸命にやってみます。信念をもってあきらめないこと。あきらめたら、そこですべてはストップしてしまうからです。

「きっとできる」

強く念じます。

自分だけの利益のためや、自我意識（エゴ）から出発した無理な欲望ではなく「純粋に自分を愛すること」。これが第一歩です。純粋に自分を愛すれば、変に妥協して嫌々仕事などできないからです。

「執着」ではない「信念」をもつこと。自分の本当にやりたいことを見つけること。それには自分を見つめる時間をもち、自分のこころの奥の声を聴くことが必要です。

「人間は自分の思うものになる」

サンカルパ（決意、願い）が重要であるとヨーガは教えてくれます。

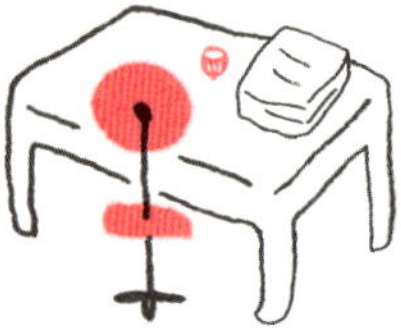

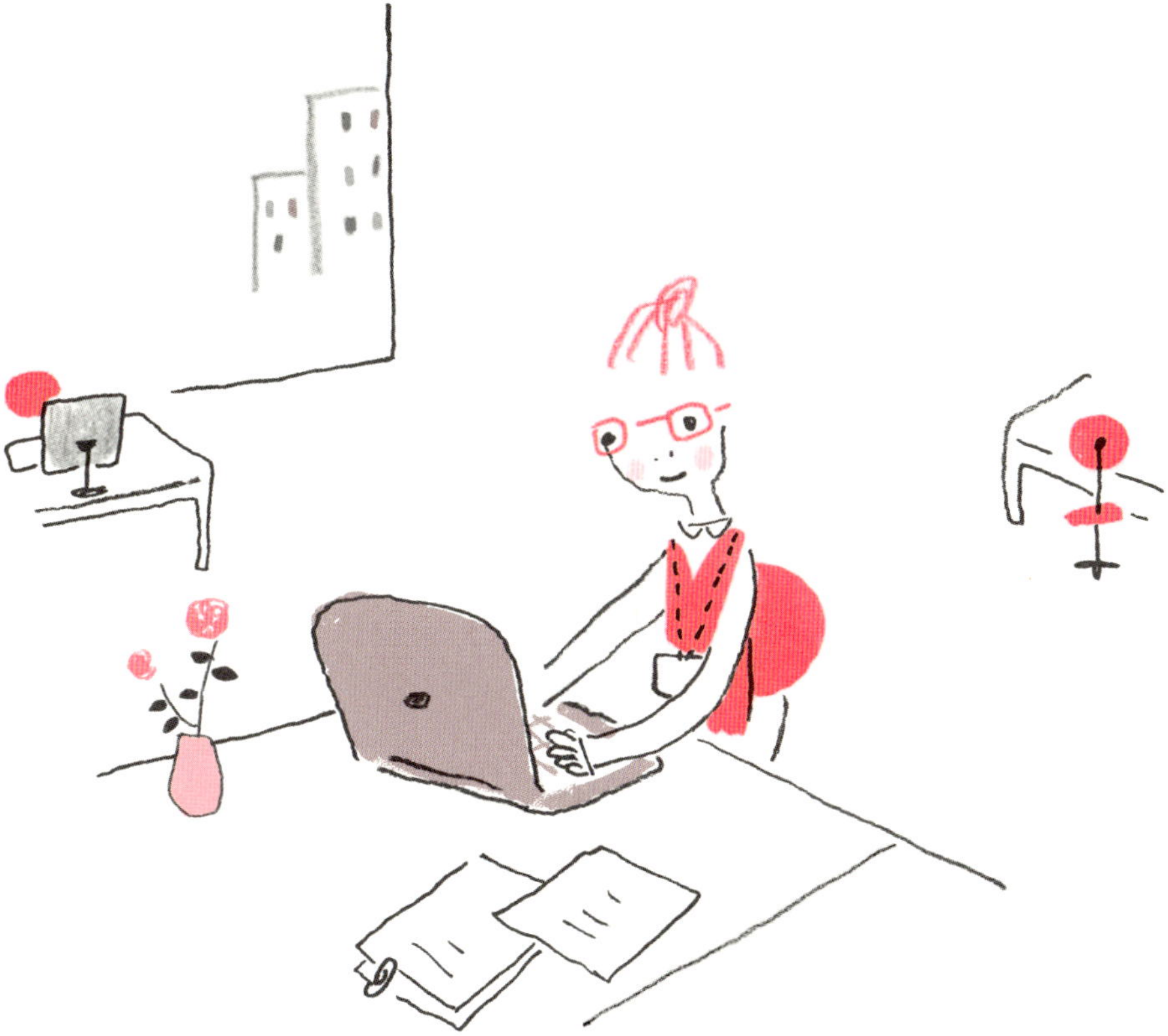

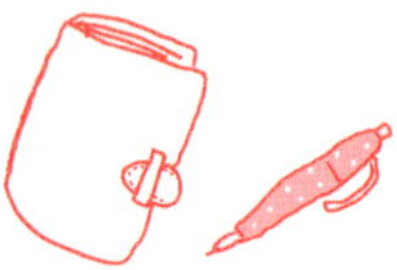

元気になる調氣法で やる気を出します

残念ながら仕事がいつも楽しいとは限らず、ストレスに感じることも、プレッシャーに負けそうになることもあります。

ヨーガではこころの状態と呼吸の状態は同じであると考えます。怒っているときは荒い呼吸、イライラしているときは速い呼吸、不安なときは不安定な呼吸、悲しいときはか細い呼吸で、こころの状態は呼吸によってコントロールできると考えられています。

それでは、両方の鼻の穴から息を吐いてみましょう。その鼻先に指をもっていき、左右の鼻の穴から、出てくる息の状態を観察してみます。するとほとんどの人がどちらか偏《かたよ》った状態で息をしていることに気づくでしょう。右の方ばかりから息が出ている場合、または左ばかりから強く息が出てくる人、さまざまです。

ヨーガでは、からだの中に、エネルギーの通り道（氣道）があるとされ、それを三種類の管（ナーディー）とし、イダー管、ピンガラー管、スシュムナー管です。イダー管は左／副交感神経系で、ピンガラー管は右／交感神経系、スシュムナー管は脊柱を指すと考えればわかりやすいと思います。

そしてさらに左側を陰（月の道）、右側を陽（太陽の道）とし、からだとこころの陰陽を示します。左ばかりで呼吸すると、陰気で落ち着き過ぎる傾向になり、「あの人は暗い」などといわれたりします。右ばかりで呼吸すると、逆に興奮ぎみではしゃぎ過ぎ、「あの人は落ち着きがない」ということになり、呼吸は精神や性格にまで影響していることになります。どうもこのごろ元気が出ない、どういうわけか気分が落ち込んで、という場合は、呼吸をチェックして改善をはかります。

いざ、実践

からだとこころをきれいに、自信もとり戻せる浄化呼吸法

❶両足を肩幅ぐらいに開いて立ちます。鼻からゆっくり息を吸い、お腹に新しい空気・エネルギーを十分に吸い込んでいきます。

❷上下の唇の隙間から息をゆっくり、強く押し出すように吐いていきます。

血液中の毒素が体外に出ていき、汚れた空気も外に出ていくでしょう。三回くり返します。通常、ヨーガの呼吸は鼻呼吸ですが、これは鼻で吸って口から吐く呼吸です。

血液、肺が浄化され、自信がついてきて、病気に対する免疫力も強化されます。

太陽の氣道の調氣法で前向きになります

❶ 座りなれた姿勢で座ります。背筋をのばし、氣道をまっすぐにします。右手の人差し指と中指を曲げ、親指、薬指、小指はのばしておきます。

❷ まず、薬指と小指で左鼻を押さえて、右鼻から息を吸います。

❸ 次に親指で右鼻を押さえ、左鼻を開け左鼻から息を吐きます。

❹ 薬指と小指で左鼻を押さえ、右鼻の親指を離して右から息を吸います。

❺ 親指で右鼻を押さえ、左鼻を開け左鼻から息を吐きます。

❻ ❹〜❺を十回ほど、くり返します。

呼吸がスムーズに行えるようになり、太陽の氣道からの呼吸でエネルギーを充電することができて、元気になり、やる気が出ます。

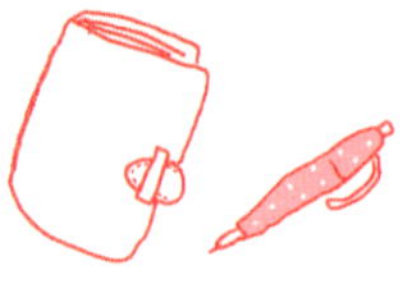

逆の姿勢でバランスをとります

仕事をしている人たちは、いつも同じ姿勢でいることがほとんどです。デスクワークの人はいつも座りっぱなしで、その人の姿勢の癖もあるので、つい同じ姿勢で過ごしてしまいます。筋肉の使い方もいつも同じ部分を使い、筋肉のつき方も偏ります。

同じ姿勢が腰痛や肩こりや頭痛を引き起こし、からだの歪《ゆが》みの原因にもなります。

前かがみで、書類やパソコンの画面とにらめっこの日々の人は、からだを反《そ》るポーズを欠かさず行いましょう。

背骨の柔軟性がないのに気づかされます。というのも、前に曲げる動作は、わりと生活の中でしています。物をとるとき、靴下をはくときなどにも、前にかがみます。

けれども特別に運動しない人たちは、からだを反らせることなど、生活の中でまったくといっていいほどありません。

だから腰をのばしたり、背中を反ったりすると、

「ううーー」

という唸《うな》り声をあげる人が多いのです。それだけかたくなっています。

腰痛の人が多いのも、悪い姿勢で座っているせいです。

たまには立ち上がって、のびをしたり、背中を反らせたり、腰を回すことをしましょう。そのときに注意することは、反動をつけないこと、ぜったいに痛いところまでやらないこと、力まかせにしないこと、無理をしないことです。

「ああ〜〜。ちょうどいい刺激がきて、気持ちがいいなあ〜〜〜」

という感じです。

いざ、実践

からだのわきをのばすポーズ

❶椅子に腰かけるか、または立ち上がって、息を吸いながらゆっくり左腕を横から上にのばし、腕を耳に近づけます。のばした手のひらは右向きです。

❷息を吐きながら、腕とからだをゆっくり右の方へ一緒に曲げていき、肩から手の指先まで腕はまっすぐ、呼吸は自然にしてそのポーズを保ちます。

❸息を吸いながら曲げていたからだを起こし、手を上にのばした状態に戻し、息を吐きながらゆっくり手を横からからだのわきに戻します。

❹右側も同様に行います。

からだの側面がのびて姿勢がよくなります。

背中を反るポーズ

❶立った姿勢で腰の後ろのところに両手のひらをあてます。

❷いったん息を吐き、そこから息を吸いながら、背中を反っていきます。

❸のどの筋肉をのばし、頭は後方へ、ふつうの呼吸で保ちます。ゆっくり息を吸いながら戻し、息を吐きながら手を下ろしてリラックスします。

頭の働きもよくなります。

腰の回転

❶立った姿勢で腰のわきのところに手をあて、お尻（腰）を後ろ、左、前、右に円を描くように回します。反対まわりも同様に行います。

❷上半身を腰の部分から前方に倒し、頭から上半身をまっすぐにしたまま大きな円を描くように回します。反対まわりも行います。

❸上半身を前方に倒したまま、手の指を組んで腕は前方にのばし、手で大きく円を描くように回します。下半身は固定して、上半身のみで大きな円を描きます。両方向交互に回します。

腰や背中のこり、痛みがとれます。

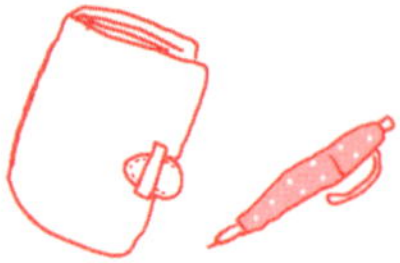

長い会議でも疲れない姿勢を保ちます

会議が長引いてくると、疲れてあごが前に出て、猫背になってきます。そうなると余計に腰や背中、首などに負担がかかり、痛みの原因をつくってしまいます。

きちんと座っている方が、実は疲れないのです。お尻と椅子の背の距離はこぶし一つに保ちます。背筋はまっすぐ、足を組んでいる場合は、ときどき足を組み替えて、足の疲れをとります。

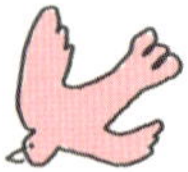

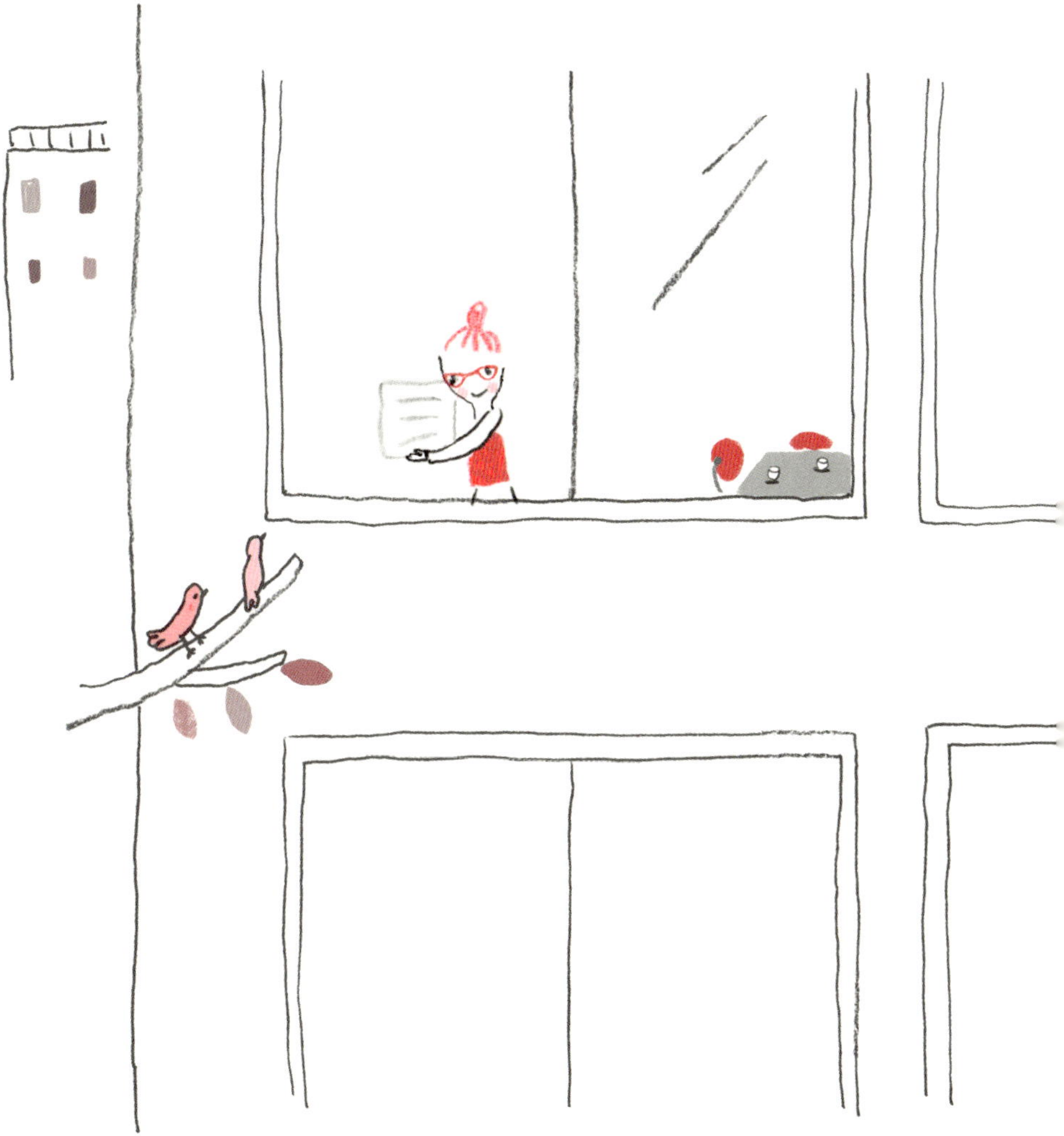

いざ、実践

据《す》わりがいい基本的座り方

❶背もたれのある椅子にまっすぐ深く腰を下ろし、両足を肩幅に開き、足の裏全体をゆったりと床につけます。

❷肩の力を抜き、自然に手を置ける場所を選んでももの上に置きます。背筋はのばし、緊張をほどきます。

❸吐く息をゆっくりにし、その呼吸に意識を軽く集中していきます。息を吐くたびに「リラックスしていく…リラックスしていく…」とこころの中で唱えます。

緊張が続くと、筋肉はかたくなり収縮しています。これがひどくなると、こりや痛みになってしまいます。変なところに無駄な力が入ってはいないか、「さあ、緊張をほどいて、力を抜いて、リラックスして」と自分に声をかけてあげます。

きちんと座ることで、疲れず、腰も痛くならず、見た目もステキです。

手の指のエクササイズ

❶手の指をバラバラにピアノを弾くように細かく動かします。

❷息を吸いながら手を握ったり、息を吐きながら指の間を思いっきり広げたりします。

❸手首を揺《ゆ》すって、手の指をぶらぶらしてほぐします。

パソコンでの手の疲れをとり、顔のむくみもとれます。

足のエクササイズ

❶椅子に座ったまま、足首を回したり、足の甲をのばしたり、足先を反らせたりして、足首を刺激します。

❷ひざを曲げたり、のばしたりします。

❸足を揺すって、疲れをとりのぞくようにします。

足のむくみ、疲れをとりのぞき、足が軽くなりすっきりします。

お腹のエクササイズ

腹筋が弱まると、姿勢を正しく保つことはできません。腸の働きも弱まりますし、深い呼吸をすることもできません。けれど腹筋はふつうの生活をしているだけではつかないのです。座ったままでもできる腹筋を鍛えるエクササイズをします。

❶椅子に浅く座り、背中はまっすぐ、そのまま背中を少し斜め後ろに倒し、ひざは曲げたまま、足の裏を床から二十〜三十センチもち上げ、お腹を意識してしばらく保ちます。

❷ひざをまっすぐにのばし、しばらく保ちます。

お腹が引きしまり、姿勢もよくなり便秘も解消されます。ハラが据わって、いつでも安定した落ち着いた状態でいることができます。

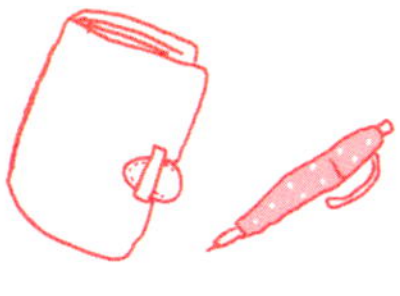

いい顔で仕事にのぞむため、ちょっとくつろいでください

緊張でかたまっている人は半分病気のようなもので、「くつろぐ」ことすら練習しなければならない状態です。なんだか「くつろげない」環境につねにさらされています。

だから「くつろぐ」ことができれば、本当に「くつろげ」たら、じきに外の世界がどうであれ、たとえ騒音に満ちていようと、混乱してパニック状態であっても、もう関係ないのです。自分自身の内部はゆったりと落ち着いて、騒音は止み、あたかも静かで爽やかな谷間で、深山幽谷の音にでも浸っている感じになれるかもしれません。

「くつろぎ」の姿勢をとっただけで、チャンネルを変えることができます。

外の世界、他の人たちを変えることはなかなかできません。だから自分自身を変えます。何ものにも煩《わずら》わされることなく、「くつろぎ」を楽しむことができるのです。

疲れているからだ、凹んでいるこころは、自分で癒してあげます。私たちは日々緊張し、ゆるんでいません。力んで、ガチガチです。顔もかたまって険《けわ》しい表情をしています。なんとなく不自然です。

ヨーガはいつでも自然であれ、と教えてくれます。もっと自由に生きなさい、と示唆《しさ》してくれます。そんなふうにいつでもからだとこころを支えてくれます。そして自分自身でリラックスしながら、人生を切り開いていく、困難を乗り越えていく方法を教えてくれるのです。

背筋はまっすぐ肩の力は抜き、目を閉じて目の力も抜きます。顔も大切で、顔が緊張していると笑顔になれません。顔の緊張をほどくエクササイズをしましょう。

いざ、実践

血色がよくなり顔のしわもとれるポーズ

❶背筋をまっすぐにして椅子に座ります。

❷手首をひざの上に、手のひらを前向きに置きます。指を立てたまま力を入れて指間を広げ、口を大きく開いて舌をあごの方へできるだけのばします。目は思いっきり上を見ます。

❸そして「ああーー」と口から息を吐きます。苦しくなったら口を閉じ、鼻から息を吸います。

目やのどが強化され、顔のしわもとれ、血色もよくなり、洞察力も高まります。

顔の緊張をほどくエクササイズ

❶顔の緊張をほどくために、顔をぐにゃぐにゃと動かします。

❷十分動かしたあと、息を吐きながら「ふーー」と顔の力を抜きます。にっこりした顔になります。この世で一番ゆるんだ顔です。気持ちもゆるみます。

❸顔全体をしかめっ面をするように、真ん中に「ぎゅっ」と集めます。限界まで待って、息を吐きながら「ほーー」と顔の力をゆるめます。この世で一番まぬけな顔です。頭もゆるみます。

仕事は真剣にやりますが、深刻な顔はやめます。緊張をほどいてリラックスした顔で、気持ちもほがらかに楽しく仕事にとり組むことができます。

Ⅲ
昼休みのヨーガ

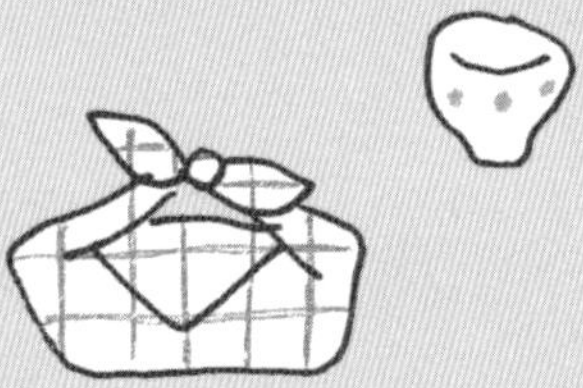

食べ物が生き方をも変えます。
こころとからだに効くヨーギックダイエット。

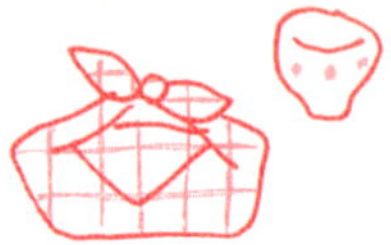

ストマック（胃）エクササイズで胃をととのえます

ヨーガをするときは空腹時がよいのです。

お昼前のお腹が空っぽのときに、胃の調子をととのえるエクササイズをしましょう。

ストレスで胃の調子が乱れていませんか？

胃の調子が悪いと肌の調子もいまいちで、なんだか気分ものりません。胃はざらざら、肌はがさがさ、気分はぎざぎざな感じだと、憂鬱《ゆううつ》です。

胃腸、そして消化の調子もよくて、お肌もぴちぴちつるつるですと、それだけでもやる気に満ちてきます。

あるいは逆にやる気に満ちていると、消化力の火もきちんと働き、内臓の調子がいいとお肌の調子もととのいます。

ストレスは、ハンス・セリエ博士による「ストレス学説」から知られるようになった言葉ですが、今や誰でもが使っている日常語です。ストレスとは、生活の中の過剰な神経の緊張によって引き起こされる、心身の苦痛です。

多くのストレスにさらされて生活すると、ストレスにより内臓の一つがその人の弱点になってしまう可能性があります。

胃もストレスを受けやすいので、ストレスをため込まないこと、食生活にも気をつけます。

ストレスの原因となるものには、さまざまなものがあります。たとえば、たばこを吸う習慣、気候の著しい変化、騒音、働き過ぎ、心理的ショック（肉親の死・離婚・失業など）があります。

ヨーガはストレスに対する抵抗力を養うのに非常に効果があります。

いざ、実践

ストマックエクササイズ

❶ 立った姿勢から、ひざを軽く曲げ、前かがみの姿勢で手をひざの少し上に置きます。

❷ 息を口から
「ハッ、ハーッ」

と息の音を出しながら激しく吐いていきます。

❸ 吐ききったら、口を閉じ息は止めたまま、お腹をへこませ、苦しくなる前に、お腹をゆるめ、鼻から息を吸い込みます。

胃の調子をととのえ、胃を丈夫に強化します。ストレスはすぐ胃にきてしまいますから、予防しましょう。

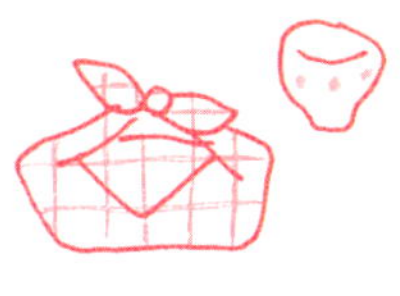

食べ物がその人をつくり、精神状態にも影響を与えます

ヨーガでは食べ物の性質も三つに分けます。

人を軽く、自由に、平和に、純粋にする食べ物（サットヴィックフード）、人を活動的に攻撃的にする食べ物（ラジャシックフード）、人を怠惰にやる気をなくさせる、重くする食べ物（タマシックフード）の三種類です。

ですから、そのときの体調と精神状態に合わせて、必要な食べ物を選びます。たとえば、からだを軽く、気持ちも軽く保ちたいとき、平和で自由でありたいと思うとき、サットヴィックな食べ物を選びます。それは、野菜や果物、ハーブティーなどです。消化に時間がかからず、胃腸の負担も少なくてすみます。

また、活動的になりたいときはラジャシックな食べ物が必要になることもあるかもしれません。コーヒーやお茶はカフェインが入っているため、目を覚まし活動を促します。けれども、中毒性もあり飲み過ぎには要注意です。非常に辛いもの、塩気が強いもののとり過ぎは攻撃的になったり、イライラしたり、こころが落ち着かなかったりします。お酒は、活動的にさせる、興奮するのであれば、ラジャシックです。酔って暴れたりするのは、そのためです。

けれど、眠くなったり、怠惰になったりすれば、それはお酒がタマシックに働いているといえます。脂っこいもの、白砂糖を使った甘いもの、古いもの、腐ったものなどはタマシックな食べ物です。

自分と食べ物の関係を見直して、からだとこころによいヨーギックダイエット(ヨーガ的食べ物)に挑戦してください。

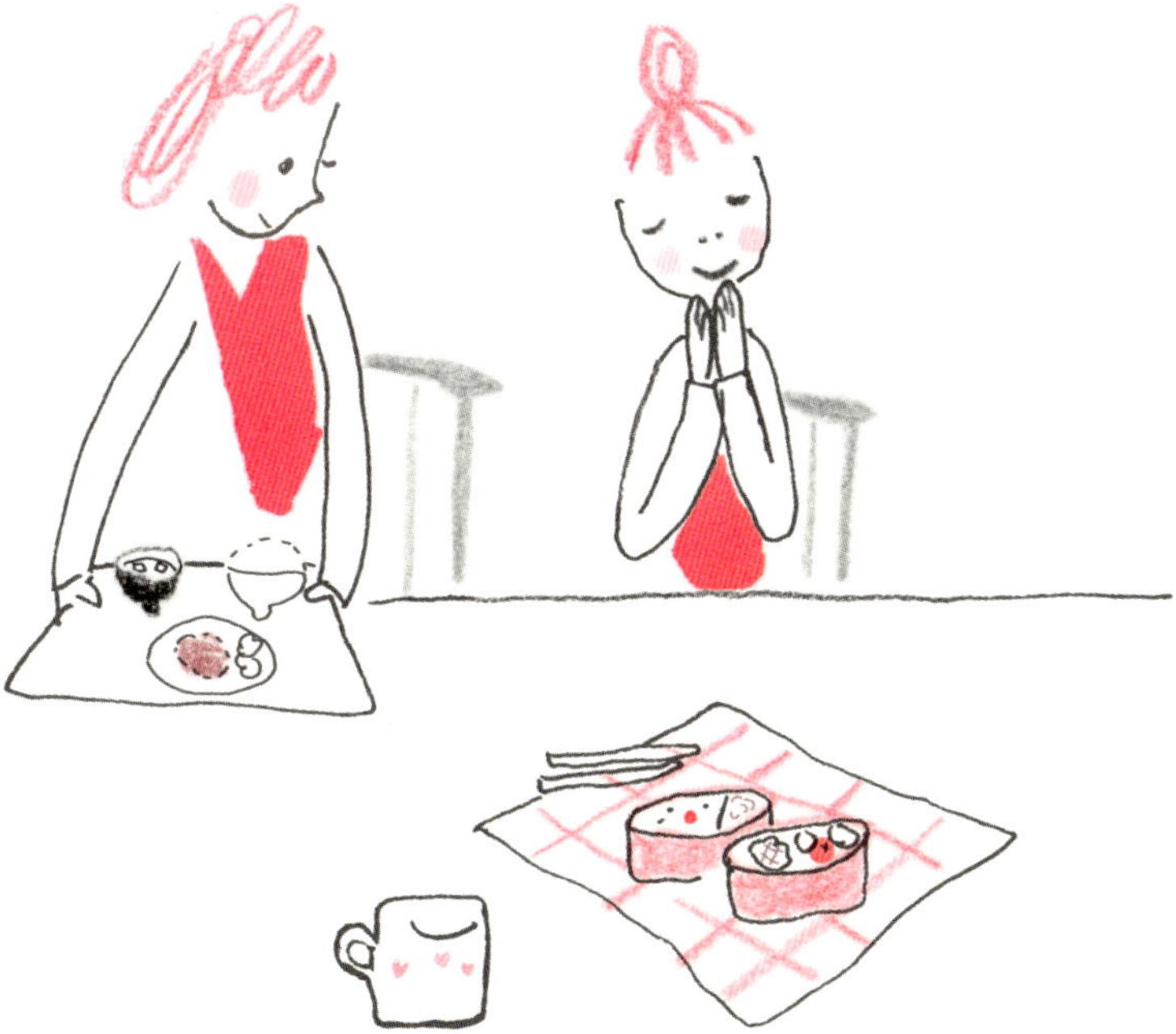

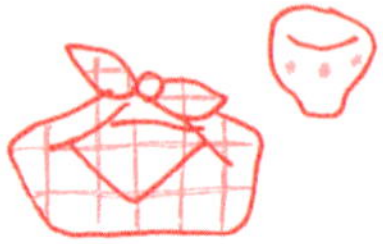

何をどう食べたらよいかを把握します

忙しい人はゆっくり食べる余裕がありません。胃も大変です。なるべくよく噛んでゆっくり食べたいです。急いで食べるとついつい食べ過ぎ、体重オーバーになります。

食事は時間を決めて、規則正しくとるのが好ましいといえます。よく噛んで食べることは、脳を刺激し消化液を分泌させます。愉快に食事をとること。深刻な考えごとをしながら食事をするのはよくないのです。

何を食べたらよいかは、その人の体質によっても違いますが、全般的には、植物性タンパク質をとること。野菜はアルカリ性の働きをするので多くとること。エネルギーになる、炭水化物と脂肪をとること。ビタミンC

などもバランスよくとることです。

インドでは月に約二回の断食の日があり、ヨーガの行者はその日はフルーツとミルクだけで食事はしません。働き過ぎの胃に休暇を与えているのです。断食すると肉体が休まり、かえって活力に満ち、精神も明断になるといいます。日本人の私たちは、からだを冷やさない食べ物を選んで、ときどき、減食してみるのもいいかもしれません。

インドのヨーガ行者はほとんどが菜食です。けれど、日本でそれを実践することは難しいでしょう。日本のレストランでは、食べるものがなくなってしまうからです。食べ過ぎには注意し、なるべく野菜を多くとるようにします。ヨーギックダイエットでは、胃の中を四つに分け、四分の二は食べ物、四分の一は飲み物などの水分、四分の一は空きにするようにすめています。つまり腹七・五分目ということになります。私たちはヨーガ行者ではないので、腹八分目を目指して、余裕のダイエットをしましょう。

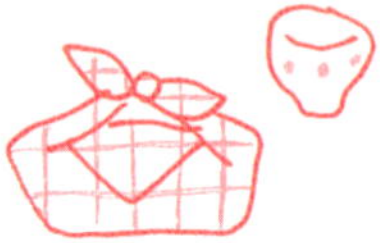

作り手の意識が大切です

私たちはいい加減に食べています。安ければいいとか、早く出てくればいいといった基準で選んでいます。ヨーガでは知性を使って食べることをすすめています。食べ物が精神にも影響を与えるということを知っている人はとても少ないのです。

お母さんのご飯がおいしいのは、奥さんのご飯が一番なのは、それは愛情が込められているからなのです。

けれど作り手が、憎しみに満ちていたり、怒りに燃えている状態で食事の支度をしているのであれば、それは、おいしくないと同時に、からだとこころによくありません。

レストランの料理人の精神状態を把握するのは、簡単ではありませんが、行きつけのお店のコックさんが、どんなタイプの人か知ることができれば安心です。

どうも作り手が心配だという人は、自分で自分のために愛情を込めて、作ったものを食べるようにします。お昼ならお弁当をもっていく手もあります。

ただし、インドの伝承医学アーユルヴェーダ（生命の知識）では、作り置きの食べ物、作ってから時間が経っているものは、よくないとされます。また、気持ちが混乱しているときや、イライラしているとき、怒りに満ちた状態で食事しないことも重要だといっています。なぜなら、混乱やイライラや怒りを食べ物と一緒に食べてしまうからです。

落ち着いて幸せな気持ちで、おいしい、からだとこころによいものを食べます。これまでの食生活を悔い（食い）改めま〜す。

いざ、実践

食後の姿勢

食事を終えたら、背骨をまっすぐにしてよい姿勢をしばらく保つようにします。

姿勢がよい状態ですと、内臓が広い範囲にゆったりおさまり、消化を助けることができます。

目を閉じてリラックス

急いで仕事につく前に、三分ぐらい目を閉じて呼吸をととのえて静かなひとときを味わうようにします。

午後の仕事を始める前に、からだとこころと脳をいい感じでリセットするために昼休みの休息は必要です。

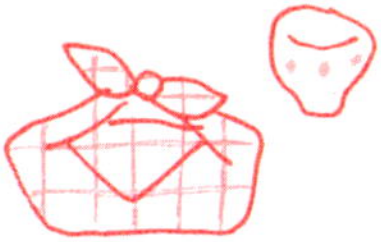

にっこり革命1

　どんなに忙しくても、仕事がつらくても、人間関係がうまくいかない日でも、午後二時には必ず、にっこりします。

　もしオフィスの人たちが、全員二時ににっこりできたら、素晴らしいですね。

　理想は電車の中でも、オフィスでも刑務所でも病院でも戦場でも、午後二時にはどんな状況でもみんながにっこりすることです。

　そうなれば、この世界は、平和で幸せになれるはずです。それをにっこり革命といいます。

　あなたもにっこり革命の革命家に。

Ⅳ

午後3時のヨーガ

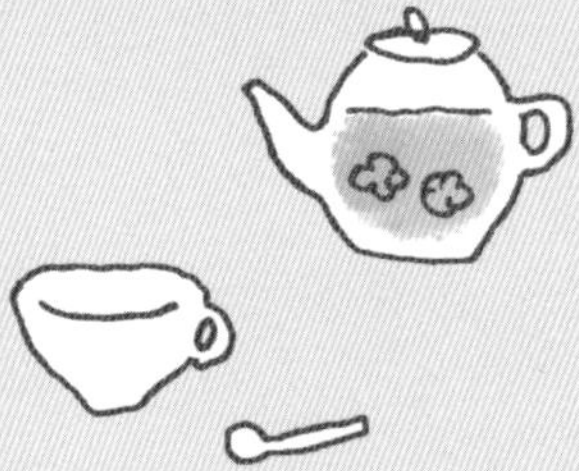

自分にやさしくする時間をつくり、
こころとからだをリフレッシュ。

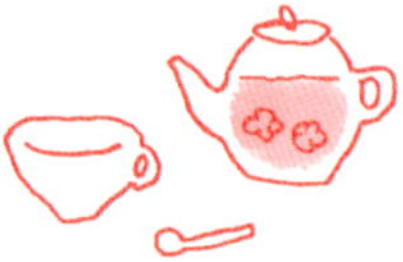

午後3時のお茶はこころを落ち着けるハーブティーを選びます

コーヒーの飲み過ぎで、気がつかないうちに、コーヒー（カフェイン）中毒になっていないでしょうか。単なるつきあいで、別にコーヒーでなくてもよいのに、単なる習慣で……、深く考えることなしに、コーヒーを一日何杯も飲んでしまいます。それは自分に対して怠慢で、自分に対してやさしくありません。生活に流されて麻痺《まひ》していることが多くなっています。自分の日常から見つめ直します。ヨーガは「気づき」です。

ヨーガ行者は、酒・たばこ・コーヒーをとりません。依存性の危険があるものは健康に悪いし、精神にも悪影響があるとされているからです。

できるだけ自分でコントロールし、過度の摂取でからだに負担をかけないように注意します。

自分でお茶をいれられるときには、ハーブティーを選んでみるのもいいでしょう。自然界の偉大にして、不思議な力をもつとされるハーブ（薬草）は古代から親しまれています。いろいろな効果をもたらすハーブがあります。心身のリズムをととのえてくれたり、沈静作用をもたらしたり、気分をリフレッシュさせてくれます。

マテ茶はエネルギーを与えてくれますし、ミントやローズマリー、モーヴ、カモミールなどは体調をととのえる働きもしてくれます。ハイビスカスやローズヒップはビタミンCがたっぷりでお肌のためにもよい選択です。

午後3時、少し気分的にゆったりしてハーブティーを飲み、気分転換して、そのあとの仕事も充実させるための準備をします。

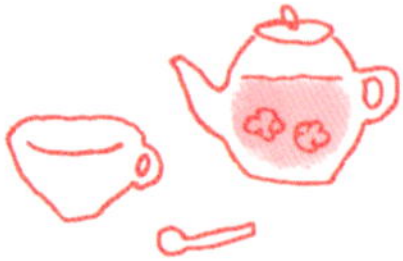

パソコンでの目の疲れをとっておきます

パソコンに長時間向かうため、目の疲れを訴える人が多くいます。時間を決めて目を休めることをこころがけます。目の疲れにより、肩こり、頭痛が起きる場合もあります。

オフィスの光の具合はどうでしょうか。

仕事中の姿勢、書類やパソコンと目の距離は大丈夫でしょうか。

疲労がたまっていないでしょうか。

自分で気をつけましょう。そして目を休めてあげることです。目を休めていると同時にこころも休みます。

いざ、実践

目を強化し目の疲れをとりますよ～

❶凝視《ぎょうし》（じっと見つめること）とリラックスを交互に行う目の行法です。背骨をまっすぐにして座り、鼻の先を一分間凝視します。そして凝視を止め、目の力を抜きます。

❷次は近くを見て、そして遠くを見ます。できれば遠くの緑をリラックスした気持ちで眺め、あるいは遠くの地平線や美しい水平線などが眺められるといいのですが……それが無理だったら窓の外を眺めます。

❸そのあと、両手をこすり合わせ、摩擦《まさつ》によって手のひらに熱を生じさせます。その両手のひらで閉じたまぶたを覆《おお》うようにして、温かいエネルギーで目を癒すようにします。

❹手をももの上に下ろしてから、しばらくそのまま目を閉じています。

目の疲労だけでなく、精神的な疲労も癒します。

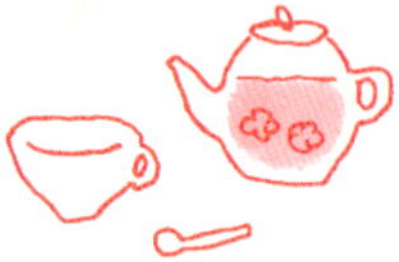

午後3時、こころもからだものびのびしましょう

仕事をひと息ついて、肩のこりをチェックしてみましょう。疲れがたまっているかもしれません。パソコンの画面の見過ぎではなかったでしょうか。座る姿勢はどうだったでしょうか。

悪い姿勢で座り続けると、内臓が圧迫され、いろいろな不調が起こってきます。座りっぱなしはやめて、機会あるごとに立ち上がり、背筋をのばし、腰をひねる動作を行うようにします。そうでないと急激に老化し、病気になりやすいからだになってしまいます。

会社という組織に属していても、私たちは奴隷ではありません。からだは柔軟にこころを自由に保つことは可能です。疲れたときは、大きくのびをしましょう。気持ちものばします。

また、からだをねじることで内臓を活性化させることができ、内臓の働きを強化し、疲れをとりのぞき、お腹まわりをすっきりさせることができます。気持ちもすっきりします。

それでは座ったままのびをして上半身を思いっきりのばしましょう。緊張を強いられていると、全身の筋肉がいつのまにか収縮しています。それがこりや痛みになるのです。

仕事はついつい頑張り過ぎてやってしまいますが、ヨーガは頑張らないでやることです。

「気持ちがいいなぁー」

というのを目安にして、頑張り過ぎないことです。自然な呼吸に合わせてゆっくり行ってください。

いざ、実践

のびのびエクササイズ

❶椅子に腰かけたまま行います。浅く腰かけて、両手を組み合わせ、腕を頭上にのばします。手のひらが上向きです。

❷「ああーー、気持ちがいいなぁ」と感じながら、からだを大きくのばします。

❸息を吐きながら、上半身を左に倒し、ふつうに呼吸して保ちます。吸いながら戻します。

❹右に息を吐きながら倒し、ふつうの呼吸で保ちます。吸いながら戻ります。吐きながら手を前方から下ろします。

簡単ねじりエクササイズ

❶椅子に浅く腰かけ、両足は腰幅に開いて背筋をのばします。両手の指を頭の後ろで組み、胸とひじは開きます。

❷ゆっくり上半身を、息を吐きながら左にねじります。ふつうに呼吸して

そのポーズを保ち、吸いながらゆっくり戻します。

❸ゆっくり上半身を、息を吐きながら右にねじります。ふつうに呼吸してそのポーズを保ち、吸いながらゆっくり戻します。吐きながら手を下ろします。

からだをほぐし肩こりをとります

❶首をゆっくり回します。両方向。こりや痛みがないかどうか確認しながら、ほぐれるまでよく回します。

❷両肩をぐーーと息を吸いながら上げて、その姿勢を保ち、息を吐きながら、肩の力をがくっと抜きます。

❸左手を頭上に上げ、ひじのところで直角に右の方に曲げます。曲げた左ひじを右の手でつかんで右の方へひっぱります。そのとき左ひじは右にひっぱられないように上にのばして保ちます。

❹右手も同様に行います。

仕事の疲れがピークになる前に、からだをほぐしておくと、こころもほぐれます。

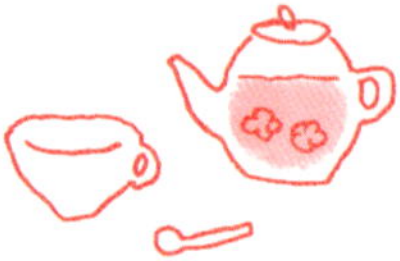

鼻を浄化し、自分の換気に気をくばります

ヨーガでは、宇宙に遍満《へんまん》する生命エネルギーのことを重要視します。そのエネルギーのことをプラーナと呼びます。プラーナ（氣）は、それなしには何も機能しない、生きとし生けるものすべてを動かしている、宇宙的な力です。そのエネルギーをコントロールするのが、プラーナーヤーマ（調氣法）です。プラーナを調整することで、こころを調整します。プラーナ〝生命エネルギー〟が満ちていると、体力、氣力ともに充実します。私たちはエネルギーでできた、からだとこころでもあるのです。

調氣法は鼻で呼吸します。からだの中にはエネルギーの通り道・氣道があります。その氣道への入り口が鼻で、鼻がつまっているとエネルギーが入りません。ですから鼻が通っていることが重要です。

口で呼吸していると、ウィルスが直接のどに入り風邪やインフルエンザなどの病気にかかりやすくなります。鼻からの呼吸に慣れると、いつもエネルギーに満ち、奇跡のように力を回復し、疲労から解放され人生の喜びを見いだすことができるとヨーガではいいます。

都会の排気ガスや汚れた空気の中で生きている私たちは、自分で気をつけてからだの浄化と換気をこころがけます。

午後3時、疲れた頭をすっきりさせるために、浄化法をしてみましょう。鼻の浄化法は鼻の通りをよくします。鼻の通りがよいと頭がすっきりして、エネルギーも充電できるのでやる気が出ます。

そして陰陽のバランスをととのえる調氣法で、集中力と記憶力を高めます。

いざ、実践

鼻の通りをよくする浄化法

❶背筋はのばして座ります。

❷目と口を閉じて、鼻から勢いのある強い息を「ふっふっふっ」と、吐くときにお腹を速い速度で引っ込めて行います。

❸吸うのは、何もしなくても息を吐いたあと、お腹の緊張がゆるむときに、自動的に息が入ってきますので、吐く息のときだけ意識して吐きます。

プラーナ（生命エネルギー・氣）の入り口である鼻の通りをよくすることで、深い呼吸ができ、疲れにくくなり、頭の働きがシャープになります。

集中力と記憶力を高める調氣法

❶座りなれた姿勢で座ります。背筋

をのばし、氣道をまっすぐにします。右手の人差し指と中指を曲げ、親指、薬指、小指はのばしておきます。

❷まず、親指で右鼻を押さえて、目は閉じて、左鼻から息を吐いていきます。

❸全部吐ききったら、同じ左鼻から息を吸い込みます。

❹次に薬指と小指で左鼻を押さえ、右鼻の親指を離して、右から息を吐いていきます。

❺吐ききったら同じ右鼻から息を吸います。

❻左右の鼻で交互に呼吸し、慣れてきたら十回ほど、くり返します。

呼吸がスムーズに行えるようになり、左右のバランスがとれ精神状態も安定します。鼻腔や肺が浄化され肺の働きがよくなり、頭もすっきりします。集中力も上がり、記憶力もよくなって、ボケ防止にもなる調氣法（呼吸法）とされています。

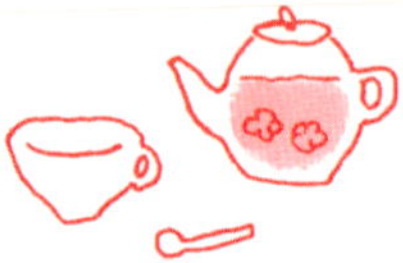

「ソーハム」のマントラでこころの中の対立をとりのぞきます

ヨーガではアヒンサー（非暴力）の思想を重要視します。アヒンサーは〝苦痛を引き起こさないこと〟を意味します。アヒンサーに徹すると、その人は調和的なヴァイヴレーションを放射し、その人に敵意をもつ人はいなくなるといいます。

それは身体的暴力を振るわないというだけでなく、言葉の暴力、精神的な暴力も行わないことを指します。そして傷つけないという消極的な意味だけではなく、すべてを愛するという肯定的で積極的な姿勢も含まれています。

この世界で自分がなすべき仕事が何であるかを見いだし、それに徹すれば、そこに余計な考えや計らいが入り込む隙間はありません。狭いこころで利己主義に徹して生活していると息苦しくなります。宇宙レベルで物ごとを大きくとらえます。

宇宙と一体になる〝ソーハム〟のマントラ（真言）をこころの中で唱えます。マントラは唱えた瞬間にそのマントラがもっている意味と同じ状態になるというパワーをもった言葉です。これは、こころの中に対立を起こさせないマントラで、サンスクリット語で〝saḥ〟は「彼は」という意味で〝aham〟が「私は」という意味です。それを合わせると変化して「soham《ソーハム》（彼は私）」となります。彼というのは神、宇宙の意識〈ブラフマン〉のこと、私以外のすべてを指し、「私以外は私です」「宇宙は私です」ということになります。つまり宇宙と私は一体である、という考え方です。

人間関係に悩むとき、そこに対立が起こります。そんなとき、こころの中に対立を起こさないマントラを唱えてみます。

いざ、実践

マントラを唱えて人間関係をリセット

❶安定した快適な状態で座ります。

❷目を閉じて「ソー」とこころの中で唱えながら、息を吸っていきます。「宇宙はー」という意味で、宇宙のエネルギーが入ってきます。

❸次に「ハムー」とこころの中で唱えながら、息を吐いていきます。「私でーす」という意味で、宇宙に私が溶けていきます。

「あなたは私です。私はあなたです」

「私以外は私です。私は私以外です」

「宇宙は私です。私は宇宙です」


という意味のマントラ「ソーハム」をこころの中で唱えて、こころの中に対立が起きないように、何回かくり返して、平和になります。

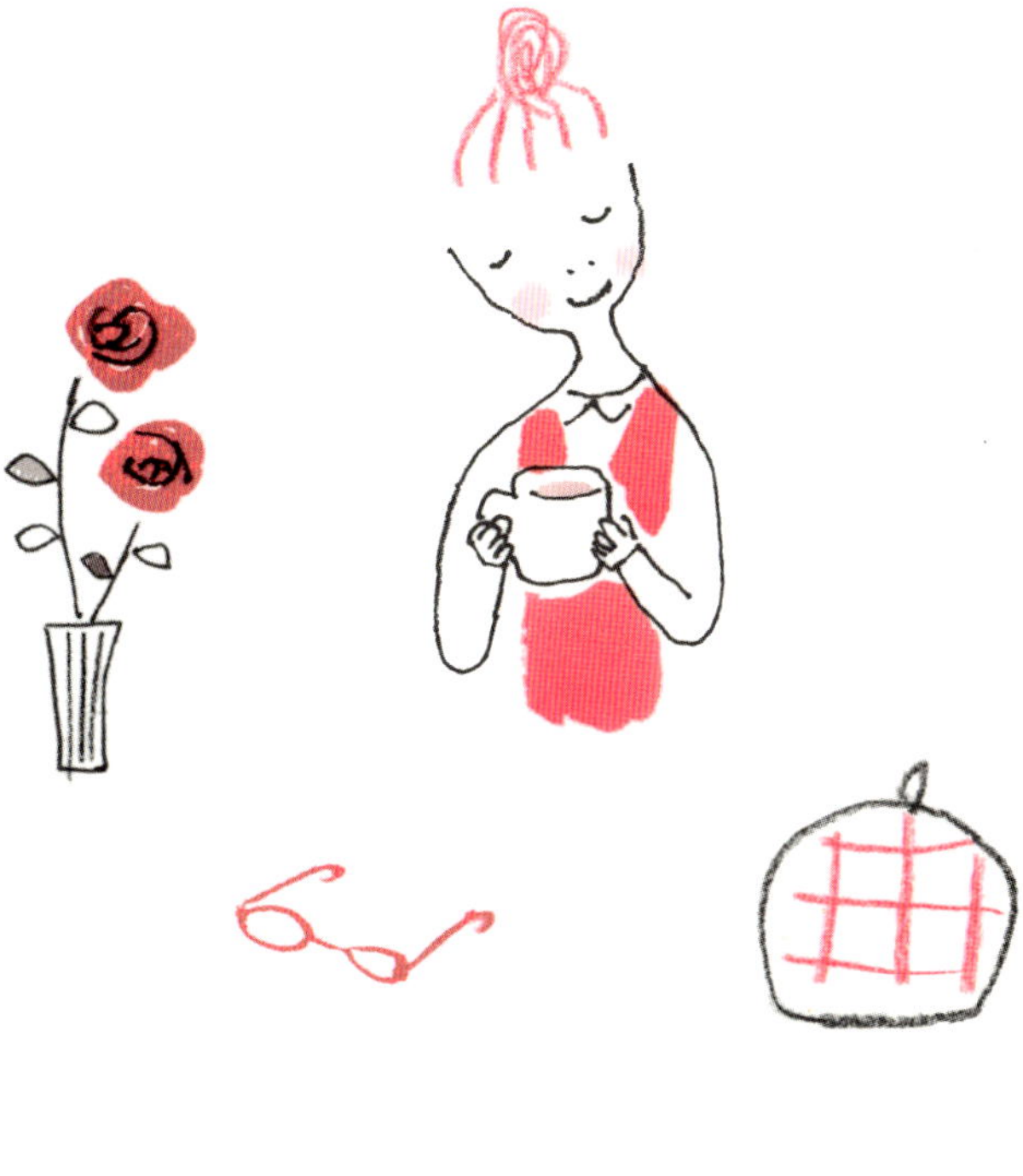

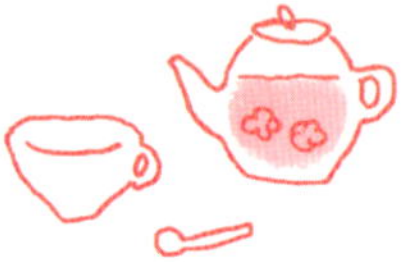

午後3時の瞑想があなたを癒します

椅子に座ったままで、午後3時に五分間の瞑想を実践しましょう。静かに目を閉じているだけでも、目の疲れは癒されるし、呼吸法もともなえば、からだも浄化され頭もすっきりします。

注意散漫ですと、いろんなことがうまくいきません。うっかりミスが起こります。

〝心の作用を止滅することが、ヨーガである〟

とヨーガスートラ（ヨーガの教典）に書かれています。こころを思い通りにコントロールすることは至難の業《わざ》です。こころは本当に厄介です。気がつくと「夜は何を食べようかな」「会議で部長に怒られるかもしれない」「今日のデートはどこに行こうかな」と、どんどん思いは動いていき、いつも注意散漫です。

〝心の作用を止滅する〟道は、遠くて険しいです。瞑想するときに、こころの動きを止めようなどと力むとうまくいきません。自然にしています。〝無心になろう〟などと思うと余計に混乱します。ただ自分の内側を見ています。考えは浮かんでくるでしょう。そうしたら、それを川の流れを見ているように見ています。流そうなどと思う必要もありません。静かに見ていればそれは自然に流れていきます。巻き込まれないことです。気がつくと考えに巻き込まれています。「ああでもない。こうでもない」と。それに気がついたら、また意識を引き戻し、ただ見ます。流れていくのを見ます。そのくり返しです。リラックスして続けます。電車で窓の外を流れていく風景を見ているように、自分の頭の中に浮かんでくる思考を見ています。

いざ、実践

感覚（センセーション）を眺める瞑想

午後3時の瞑想は、ただ静かに自分を感じてみます。何のイメージもつくらず、浮かんでくる考えに言葉でコメントしたりせずに、目を閉じています。

✚✚✚

❶背筋をまっすぐにして、椅子に座ります。呼吸をゆっくり長く深くします。その呼吸に意識を向け、呼吸の行方を意識でゆっくり追ってみます。呼吸がととのってくると、からだの中が静かになってきます。こころも静かにリラックスしてきます。

❷鼻から出ていく息と鼻に入ってくる息の流れを感じます。

❸その息が鼻の下のところに触れていくのを感じます。

❹鼻から出ていく息と鼻に入ってくる息の温度の微妙な違いを感じます。

頭の中の混乱が静まり、集中力が高まります。

V
夜のヨーガ

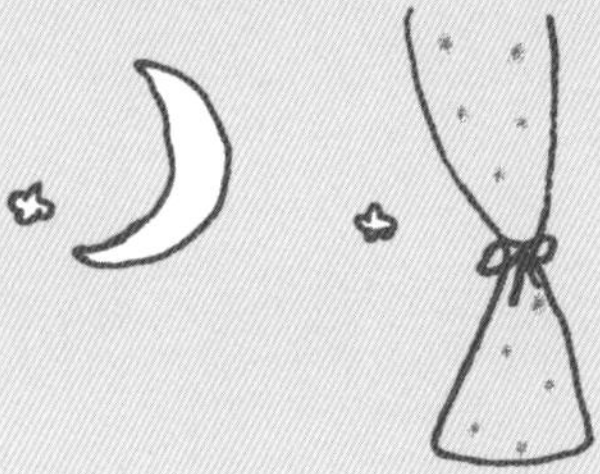

一日の疲れを癒し、ぐっすりと
眠るためのリラックスヨーガです。

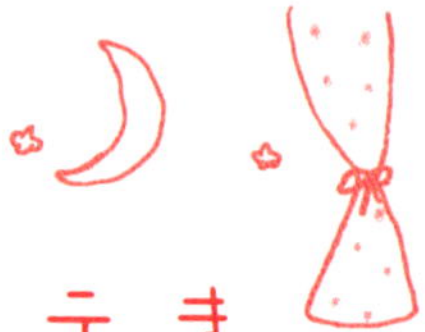

きちんとごろ寝し、テレビを見る姿勢も工夫します

忙しかった今日一日の仕事を終えて、家に戻りました。のんびりごろ寝してテレビでもゆったり見たいくつろぎの時間です。

けれど、いい加減な姿勢を崩したごろ寝をしますと、リラックスするよりも反対に、首や腰を痛くしてしまうこともあります。

きちんとした、本当にリラックスできるごろ寝が必要です。テレビを見ている間も姿勢をととのえることやエクササイズは可能です。一石二鳥ですね。

いざ、実践

うつぶせ寝のポーズ

❶うつぶせで横たわります。両手でほお杖をつくように、両手首の内側を合わせ、手のひらの上にあごをのせます。できれば両ひじはつけます。

❷ひじを前の方にスライドすると、あごが上がり首の後ろが刺激されこりがとれます。

❸ひじを胸の方に近づけると、首の後ろがのびます。

❹左ひざを曲げて足先をゆっくり気をつけながら、お尻に近づけるとひざともも筋肉がのびます。

❺右ひざでもやってみます。
〈注：首、足、ひざ、腰が痛い人は行わないこと〉

テレビを見ながらのんびりと。腰も気持ちがいいです。

横向き寝のポーズ

❶右ひじを曲げて右わきを下にして右向きに寝ます。右手のひらの上に頭をのせ、左手は胸の前の床に置きます。

❷頭から足先までまっすぐにします。バランスをとってからだを支え、上の方の足（左足）をまっすぐ上げます。そのとき股関節《こかんせつ》を回転しないように注意します。反対側もします。

バランスをとるのは意外と難しいです。腰から足の側面《サイド》もふだんのばしていないので、よい刺激が伝わります。腰と足の筋肉を強化することができ、腰痛予防にもなります。

にっこり革命2

どんなに疲れていても、仕事がつらかった日も、人間関係がうまくいかなかった日でも、家族とちょっと険悪になっていても、二十二時には必ずにっこりします。

この世のすべての人が二十二時に必ずにっこりできれば、この世界は、平和で幸せになれるはずです。

自分をそのまま、あるがまま受け入れていないと自分自身ににっこりできません。

すべての人が自分をありのまま、そのまま受け入れ、愛することができれば、この世は誰も傷つくことなく生きていくことができます。

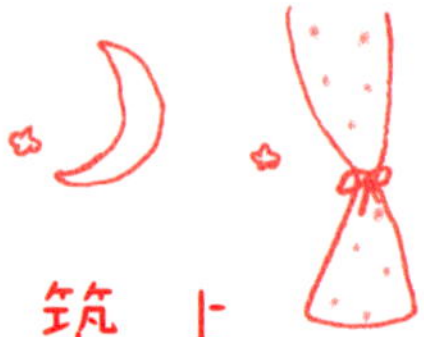

よりよい人間関係を築くためのルール

人はいつも人との関わりの中で生きています。その人間関係の中で疲れたり、凹んだりします。

心理的ヨーガには、社会生活を平和に過ごすためのこころのルールがあって、それは、非暴力・正直・不盗・禁欲・不貪《ふとん》の五つです。

非暴力は、肉体的に暴力を振るわないこと。言葉で人を傷つけないこと。そしてこころの中にも暴力的な思いを抱いてはいけないということです。

忙しくて疲れていると、ついストレスを投げあって、傷つけてしまうことがあります。けれど、人を傷つけるときには、自分も傷ついているのです。日々の生活が戦いにならないように、平和で自由で幸せに過ごせるように非暴力の精神を忘れないようにします。

正直であることは、簡単なようで実行は恐ろしく難しいのです。つい小さな嘘を積み重ねてしまいます。でも嘘をついていると、それがいつばれるかヒヤヒヤしながら生きていかなければなりません。一つ嘘をつくと、それを隠そうと、とりつくろうとして、また嘘をついてしまいます。嘘の連鎖です。嘘はからだとこころを蝕《むしば》むとされ、正直に徹することは健康にもよいのです。

正直だと恐れるものがなくなり、こころが静かに澄んできます。正直ということは、言葉と行為が必ず一致し、言葉通りの人生になるということです。ただし正直であることが誰かを傷つけていないか、ということも十分に注意します。

不盗に徹したものにはあらゆる富が集まるとされます。私たちは世の中から多くのものを無意識に盗んでいます。会社で私用の電話を使う、給料をもらいながら会社でさぼることも、自分の利益だけを考え他人には与えないことも盗みになるということです。

何も盗む必要などなく、あるがままで満たされて、こころの平安を得た人が一番リッチ（豊か）なのだとヨーガではいうのです。

禁欲に徹したものは、精力を得るとヨーガでは説きます。その生命力が人を輝かせるとヨーガでは考えるのです。性的エネルギーを精神的エネルギー、霊的エネルギーに変えて、精力的に生きることができます。

不貪はむさぼりを慎むことです。必需品以外をもつことにこころを奪われないことです。いつも身のまわりがすっきりシンプルです。必要以上のものを追い求めると、苦しみが生まれます。何においても過剰は悩みのもととなり、精神的進歩をさまたげます。こころが欲望や執着から自由であるとき、解放感に満たされます。

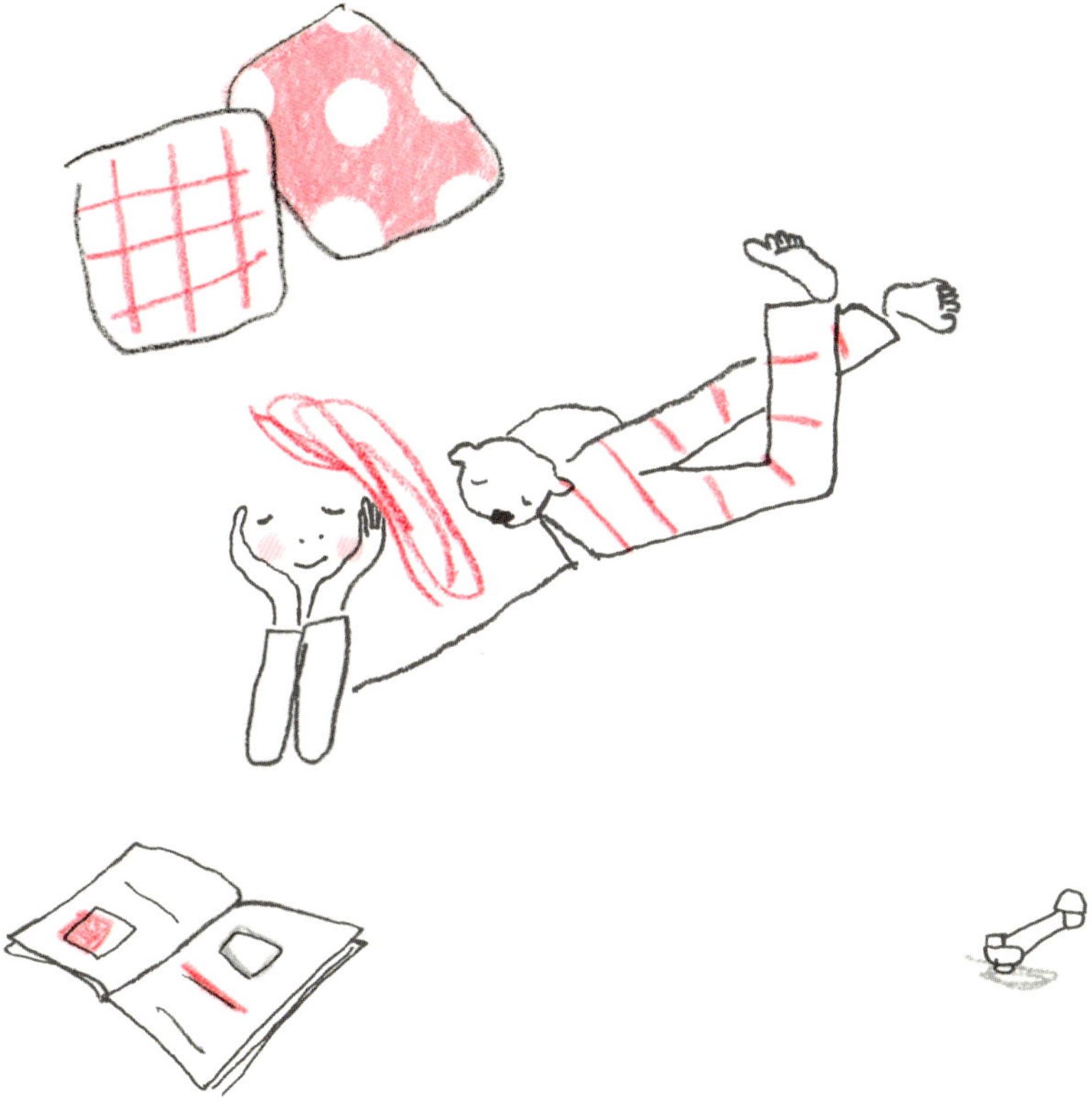

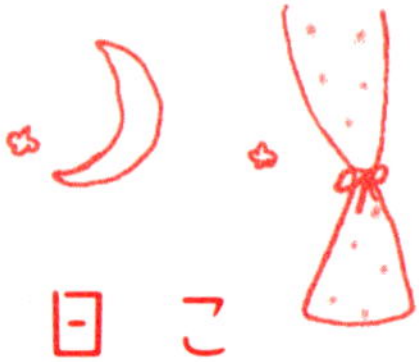

こころの平安のため、日常生活をととのえます

気持ちが澄みきった青い空のようにクリアであったならと思います。ピュアで、クリアでいることはとても難しいことです。

芸術家や道を求める人は、魂を磨き、より純粋になり自我を超えることを目指します。そうしなければ芸術は生まれないし道は極められないのでしょう。彼らは苦しみ、そしてやがて超えていくのです。

けれども私たちのようなふつうの生活をしていると、魂を磨くということも忘れてしまい、生活に忙殺されて自分を見つめることもできないで日々が流れていきます。

心理的ヨーガには、自分のこころを平安に保つための日常生活のルールがあって、それは清浄《しょうじょう》・知足《ちそく》・苦行・読誦《どくじゅ》・自在神《じざいしん》への祈念の五つです。

清浄はからだとこころを清潔に保ち浄化することで、平安でいられるということです。沈黙することも、こころを浄化し、安定させ、平安をもたらすとされています。夜、お風呂に入って、からだとこころもさっぱりきれいにして、一人静かに座って沈黙し、自分を見つめるひとときをもちます。

知足は「足るを知る／足りていると思う」ことです。「足りない、不足しているもの」に目を向けるのではなく、「足りていること、もっているもの」の方に目を向けます。そして今あるがまま、その状態をよしとします。そうすれば、不平不満がなく、いつも喜びに満ちていることができます。

苦行は苦痛を受け入れることです。「この世は修行だぁ〜」とよくいいます。いろいろな修行（仕事や行い）をすることによって苦痛を味わうこともあるかもしれません。けれどもそうすることで浄化が起こるといいます。

苦しいことに遭遇しても、それは自分を成長させる、浄化につながると思うことです。こころは弱い部分もあるので鍛えなければならない、だから鍛えられているのだと思うようにします。

読誦は精神的な研究、自己学習を怠らないことです。「自分とは何か？」を自ら問い、精神的に日々成長していくことがヨーガの目的でもあります。

自在神への祈念というと、難しく聞こえるかもしれません。簡単にいえば自我を超えて、あとは宇宙の大きな力にまかせる、ということです。私たち人間は自分の力だけで生きているのではないので、傲慢《ごうまん》な姿勢を捨てます。

「人事を尽くして天命を待つ」

の心境でしょうか。平安を得るためには、自己（エゴ）を離れ、天の命にまかせます。

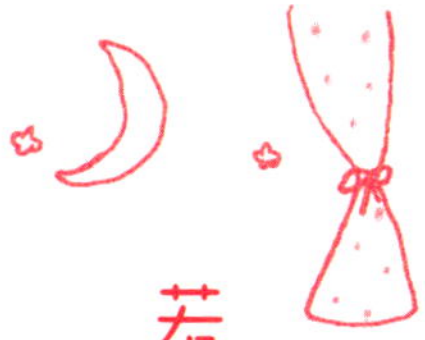

若返りのポーズで、日一日若返ります

ヨーガは始めたその日で年齢がストップするという、嬉しい若返り法でもあります。たくさんあるアーサナ（座法／ポーズ）の中で、特に若返りに効果があるポーズといわれているものがあります。

ただ、若返るからといって頑張り過ぎないように、欲張ってはいけません。少しずつ慣れていき、保つ時間をだんだんに長くするようにします。

全身の血行をよくし、エネルギーの状態をととのえます。一日中、頭を上にして生活していたので、エネルギーは下の方に降りています。頭に新しいエネルギーを送り込み、からだと脳の働きを活性化します。疲れをとりのぞきます。能力開発にもすぐれた効果を発揮し、神経症や鬱《うつ》状態からも解放されます。若返りのポーズは〝若さの腺《せん》〟と呼ばれる甲状腺を刺激し活性化します。神経と筋力をととのえることもできます。

若返りのポーズのあとシャバアーサナ（くつろぎのポーズ／しかばねのポーズ）でからだから力を抜いてリラックスします。

自分でリラックスする方法を知っていれば、もう怖いものはありません。たとえ今日一日が緊張に満ちた一日であったにしても、夜はリラックスできるのですから安心です。

のどと胸をのばすポーズで甲状腺の働きをととのえて、すべての神経組織を強化します。

そして腰の疲れと痛みをとりのぞくポーズで今日一日の仕事の疲れを癒します。

いざ、実践

若返りの背中立ちのポーズ

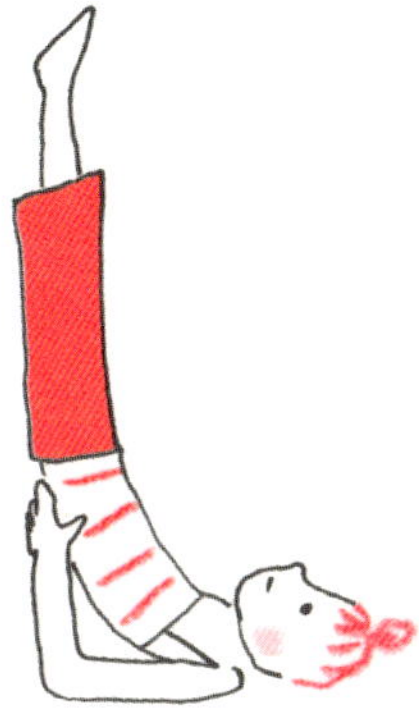
背中立ちのポーズ

❶仰向けに寝ます。手のひらを下に向けて床の上に置きます。両足はそろえて、息をゆっくり吐ききります。

❷息を吸いながら、足を床と直角（九十度）になるまで、ひざを曲げずにゆっくりと上げていきます。

❸百二十度のところまで足を移動し、息を吸いながらお尻をもち上げ、腰を手で支えて、息を吐きながら、腰から足先を一直線に天井に向かってのばします。

❹呼吸は自然にしてそのポーズを保ちます。

❺苦しくなる前に、足をゆっくり頭の方に下ろしていき、背骨の一つ一つを床に順につけるように、床と九十度になるまで足を戻し、それから足先まではまっすぐにして、ゆっくり腹筋の様子を観察しながら戻していきます。

〈注：首と腰が痛い人は行わないこと〉

❻シャバアーサナ（くつろぎのポーズ）で休みます。シャバアーサナは、仰向けに寝ます。両足を腰幅より広めに開き、両足先は外側にぶらっと力を抜いて倒します。両手もからだから離して三十度ぐらいに開き、手のひらは上向きにします。あごが上がらないように後頭部を平らに床につけて、首はまっすぐ、軽く目を閉じます。

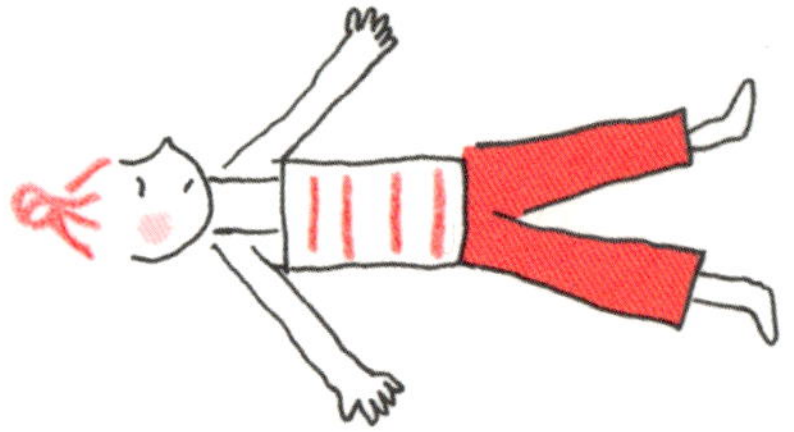

シャバアーサナ

のどと胸をのばすポーズ

❶ 仰向けに寝ます。

❷ 両腕をのばし、それをからだの下に入れ、お尻の下に置いて、ひじはまっすぐ手のひらは下向きにし、親指と親指をお尻の下でつけます。

❸ 息を吸いながら、ひじでからだを支えるように上半身を起こし、いったん足先を見ます。

❹ のどと胸をのばし、頭のてっぺんを床につけます。ふつうに呼吸して保ちます。

❺ 息を吐きながら、ゆっくり頭を戻し、シャバアーサナで休みます。

〈注：首と腰が痛い人は行わないこと〉

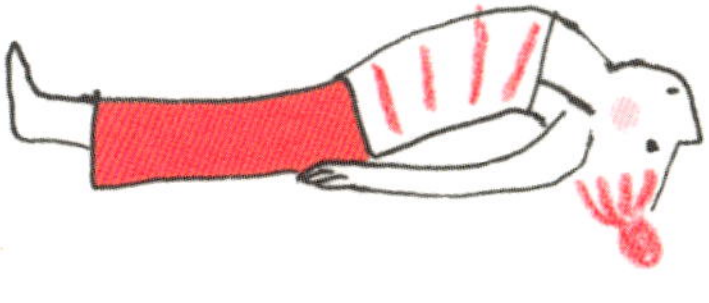

のどと胸をのばすポーズ

腰の痛みや疲れをとりのぞくポーズ

❶仰向けに寝た状態で足を閉じ、手はからだにつけて手のひらを下向きにします。

❷両ひざを立てて、腰を床から三センチもち上げ、ストンと床に腰を落とします。パンパンパン、トントントンとくり返して軽く打ちつけます。

❸いったん止めて、息を吸いながら腰を上げていき、ひざから肩まで一直線にします。そして息を吐きながら腰を床に下ろし、そのとき腰の力を十分に抜きます。二回くり返します。

❹両ひざを胸のところにもってきて、手で前からひざをつかみます。両ひざはそろえたまま、大きく円を描くように回し、腰をマッサージします。二回くり返し、反対まわりも行います。

❺両ひざは立てて、かかとをお尻に

近づけ、足の裏は床につけます。両腕はからだから離して四十五度に開き、手のひらは床に下向きです。息を吐きながら両ひざを左に倒して、顔は右の方に向けます。息を吸いながら中央に戻し、息を吐きながら両ひざを右に倒し、顔は左の方に向けます。腰と背中と首がほぐれるまで、くり返します。

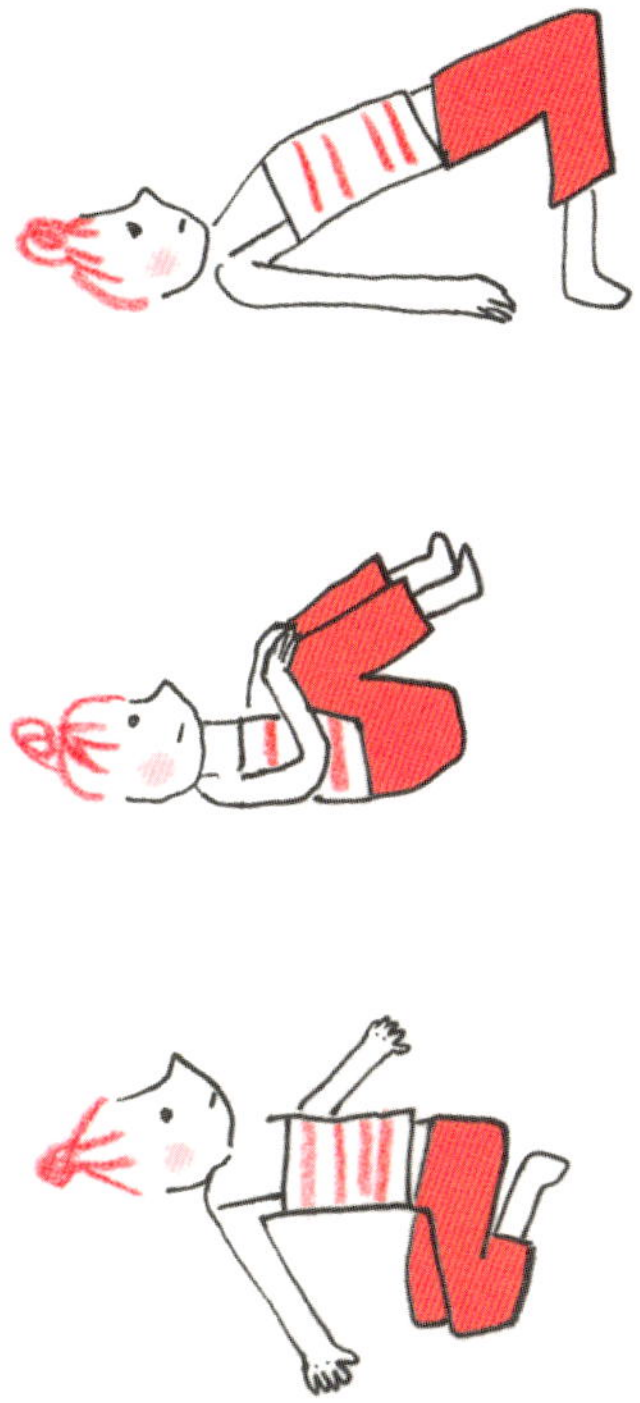

腰の痛みや疲れをとるポーズ

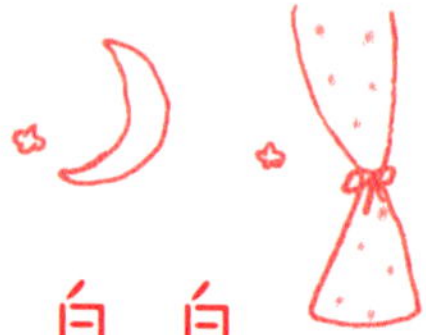

自分にやさしくする自分を忘れるひととき

　さあ、今日も忙しい一日が終わろうとしています。今日も一日頑張りましたぁ～。頑張った人も、頑張れなかった人も、み～んな自分にやさしくする、自分を忘れる夜のひとときをもち、今日のからだとこころの疲れはヨーガのリラクゼーションで癒します。

　リラックスすることはとても大切です。一日中、左脳（分析脳）を使って、いろいろ判断し時間を過ごしました。リラックスすることで緊張や疲れをとりのぞき、右脳（感覚脳）が活性化されます。感覚脳が活性化すると、いいアイデアが浮かんだり、世の中が美しく感じられたり、いろいろなことにワクワクして生活できます。明日が光り輝いて楽しみに感じられます。

くつろぎのポーズ（シャバアーサナ）の実践は、全身の疲労がすっきりとれます。そして肉体だけでなく、こころと魂にも休息を与えます。顔色が冴え、目が輝いてきます。精神的ストレスから解放され、のびのびとした発想をするようになれるのです。ヨーガを実践すると夜ぐっすり眠れるようになります。

仰向けに寝るだけなので、誰にでも簡単にできて、やさしいように思いますが、実は難しいのがこのリラックスのポーズです。全身の力を抜いて、筋肉を完全にくつろがせるのですが、姿勢に異常のある人や病弱な人は、なかなかくつろげません。

このポーズがうまくできると、エネルギーに満ち、頭とからだとこころの疲れを完全にとりのぞくことができます。

いざ、実践

全身脱力して疲れを癒すリラックスのポーズ

❶シャバアーサナをとります（一二〇ページ参照）。軽く目を閉じます。こころを落ち着け、吐く息をゆっくりにし、からだから力を抜いていきます。つま先から順に頭の先まで、顔の筋肉、舌のつけねまでもリラックスしていきます。内臓、胸、脳もリラックスしているか観察します。完全な平和、安静、満足を楽しみます。

❷からだを意識します。ただ、からだ全体に気づいています。

❸呼吸を意識します。呼吸をしているとお腹のあたりが上下しているのが感じられます。あるいは胸にも小さな振動が伝わっているかもしれません。呼吸をすることによって動いているか

らだの部分を、ほんの小さな動きもリラックスして感じてみます。
❹息を吐くたびに痛みがとれて、からだも楽に解放されていきます。
❺息を吐くたびに緊張がほどけて、気持ちも楽に解き放たれていきます。
❻息を吐くたびに宇宙に溶けていきます。もうからだを意識しない状態です。あなたは肉体ではありません。感情でもありません。頭も忘れます。非常に安らいで平和で自由な状態です。リラックスします。

リラ〜〜ックス。リラ〜〜ックス。
リラ〜〜ックス。

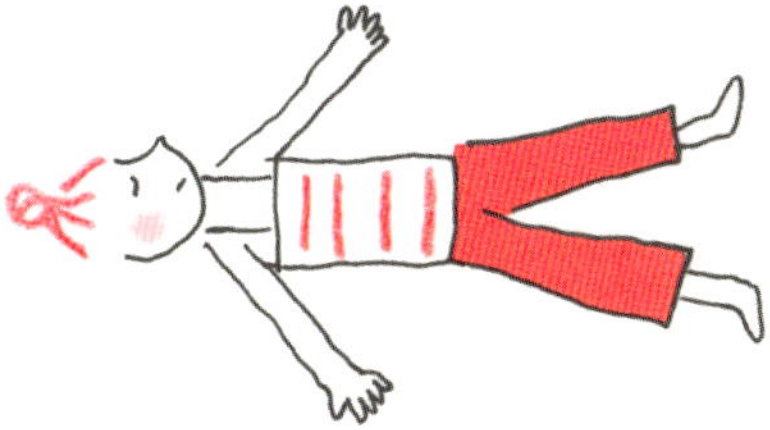

シャバアーサナ

自分自身に限りなくやさしくするひととき、からだもこころも気持ちよく、にっこりできます。

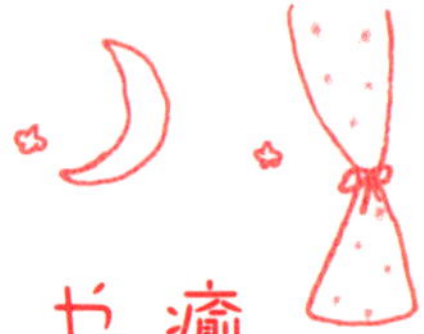

癒しの月の光の瞑想で やさしい夜を迎えます

今日はちょうど満月の日で、空には美しい光を放ち、月が出ています。

月というのは不思議な魅力があって、人々のこころを和《なご》ませます。

東洋では〝月〟はとても重要なシンボルとして古代から人々の信仰を集め、満月の日は特に聖なる日として、東洋の各地でお祭りが催されています。

ブッダの生まれた日、悟られた日、はじめて法を説かれた日、入滅された日、その重要な四日は、すべて満月であったといわれています。

月はまた数々の神話を生み、詩人や歌人にインスピレーションを与え、その霊力は果てしないのです。

月は東洋では「不老不死」の象徴とされています。

天にあって満ち欠けをくり返す月は、不死と再生という形で古代からとらえられています。

また自然界は月に支配されています。月が地球に及ぼす一番大きな力は潮汐《ちょうせき》作用で、月によって地球に潮の満ち引きが生じているのです。海洋の生物の産卵も月と関わりが深いとされ、月の光の霊力はさまざまな形で地球に影響を及ぼしています。

太陽の光では強烈過ぎるときがあります。特に疲れて帰ってきた夜、バランスをとるためには、静かな月のやさしい波動に身をまかせて癒されましょう。

静かな夜、音と光を消して、癒しの瞑想です。月の美しい青白い神秘の光を受けながら、緊張をほどいてリラックスします。

いざ、実践

月の氣道の調氣法でこころを落ち着けます

❶安定した快適な姿勢で座ります。背筋をのばし、氣道をまっすぐにします。右手の人差し指と中指を曲げ、親指、薬指、小指はのばしておきます。

❷親指で右鼻を押さえて、左鼻から息を吸います。

❸薬指と小指で左鼻を押さえ、右鼻の親指を離して右から息を吐きます。

❹親指で右鼻を押さえ、左鼻を開け左鼻から息を吸います。

❺薬指と小指で左鼻を押さえ、右鼻の親指を離して右から息を吐きます。

❻❹～❺を十回ほど、くり返します。

呼吸がスムーズに行えるようになり、月の氣道からの呼吸で興奮を抑え、こころが落ち着きます。

癒しの月の瞑想

❶快適な安定した座法で座ります。肩の力を抜き、呼吸をととのえます。

❷胸のところに両手を重ね、肯定的な感情だけを抱くようにします。たとえば、思いやりに満ちた気持ち、親切な気持ち、愛情に満ちた気持ち、喜びに満ちた気持ち、自由な気持ち、平和な気持ち、幸せな気持ち、そのような肯定的な感情だけを抱きます。

❸両手をひざの上に戻します。

❹胸のハートのチャクラ（エネルギーセンター）に軽く意識をもっていき、そこに月をイメージします。満月の月の光がいいでしょう。そして、やがてその月の光が自分のからだをすっぽり覆うように、月の光にからだごと包まれているようにイメージします。そして自分と月が一体になったようにイメージします。

❺そして静かに気持ちよくそのイメージをもち続けます。やさしい月の光に癒されるでしょう。

月の神秘の力に身をゆだねます。

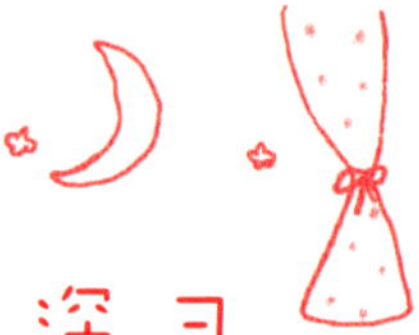

ヨーガ・ニドラー（睡眠法）で深～く、リラックス

不眠症の人が多いとききます。からだもこころも緊張状態で、興奮が冷めず、精神が安定しない、そんな人には〝ヨーガ・ニドラー〟という眠らないヨーガ睡眠法が効果的です。

ニドラーは眠りのことです。でもこの睡眠法は本当に眠ってはいけないのです。これも瞑想の一種で、意識は完全に目覚めていることが大事です。三十分のヨーガ・ニドラーを完全に行えば、数時間眠った以上の効果が期待できるとされている、究極のリラクゼーションです。

ただ、自分で完全に行ずるのは難しいので、ヨーガ・ニドラーをベースにした一人でもできるリラックス法をしてみましょう。そしてこのときは、そのまま途中で眠ってしまっていいとします。気持ちよくリラックスして眠りにつくための、ヨーガ・ニドラー自己練習用と思ってください。

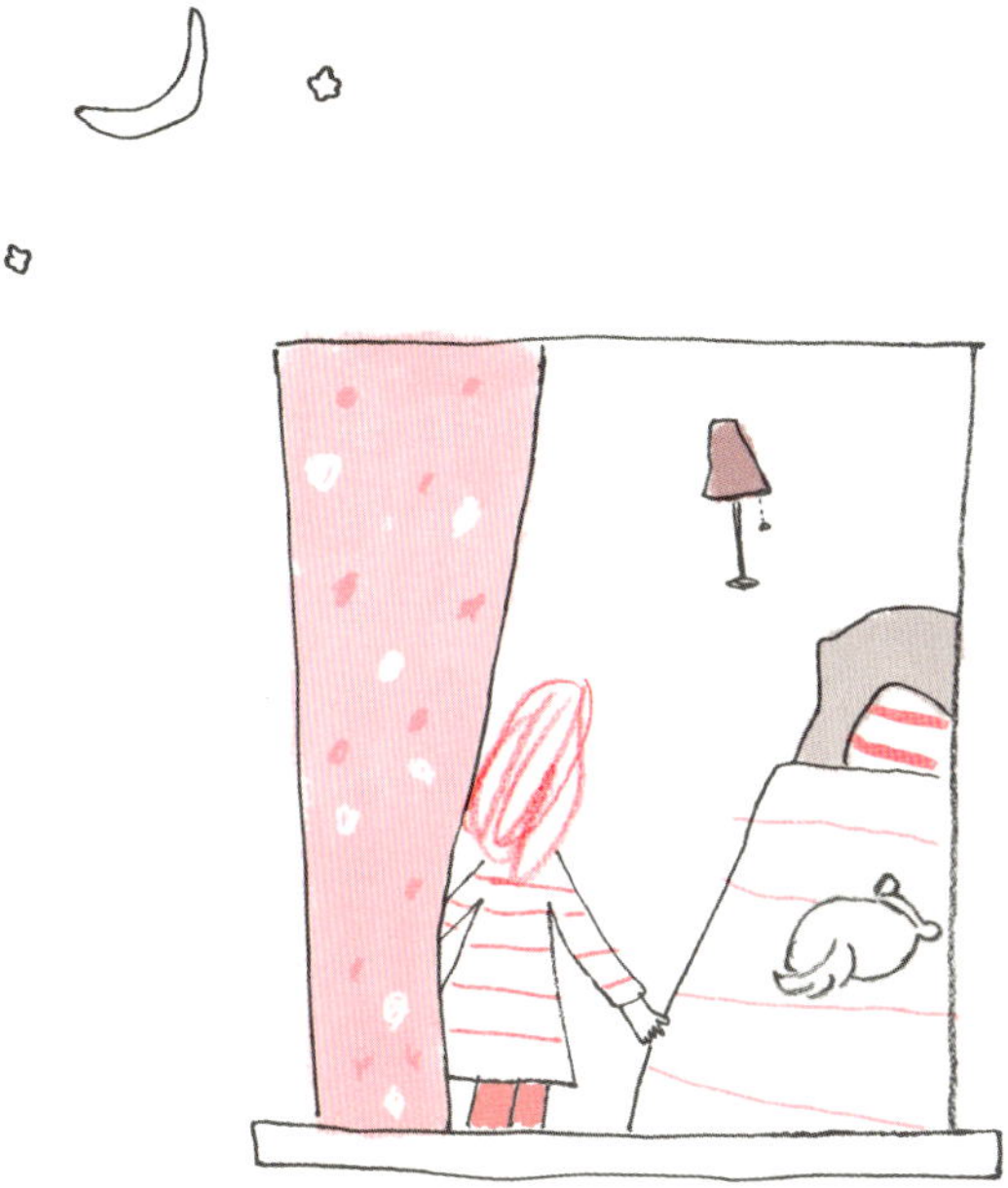

いざ、実践

意識を移動させていくリラクゼーション

❶シャバアーサナで寝た状態で、意識を足の指先から頭の先まで動かしていくリラクゼーションです。左足の指先からそこを撫《な》でるようなつもりで、意識で触れていきます。

❷左の足の指、足の裏全体、かかと、足の甲、足首、ふくらはぎ、ひざ、ひざの裏、太もも、右の足の指、足の裏全体、かかと、足の甲、足首、ふくらはぎ、ひざ、ひざの裏、太もも、お尻、お腹、胸、背中、左手の指、手の甲、手のひら、手首、腕、肩、右手の指、手の甲、手のひら、手首、腕、肩、首、顔、頭…というように、からだ全体くまなく意識していきます。

❸緊張が残っていたら、緊張をほどくようにします。

❹何度もくり返しているうちに、やがては眠ってしまうでしょう。

自分で自分を深く癒します。

眠りのための呼吸法

❶シャバアーサナで布団の上に横たわり、リラックスします。からだの力は抜いてゆったりします。

❷目を軽く閉じ、呼吸に静かに意識を向けておきます。

❸お腹の中に風船が入っていて、それが息を吸うとふくらんで、息を吐くとしぼむようにイメージします。

❹それからその呼吸を数えていきます。二十七お腹が上がる、二十七お腹が下がる、二十六お腹が上がる、二十六お腹が下がる…というように二十七から一まで数えていきます。ただし、二十七と数えてお腹を上げるのではなく、自然に上がったり下がったりしている動きに数をのせて数えていきます。意識的にお腹を上げたり下げたりせずに、あくまでも自然な呼吸、お腹の動きです。

❺途中で数えることから意識が離れていることに気がついたら、あるいは数え方を間違えたら、また二十七に戻って数え直します。

すぐに眠りにつくでしょう。

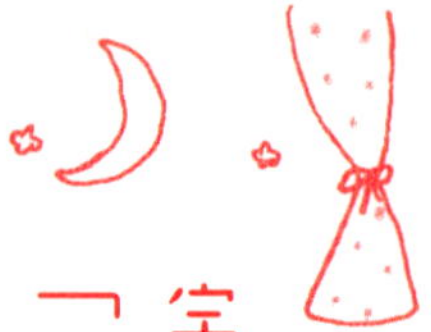

宇宙の寝息に抱かれて「おやすみなさい」

インドには〝梵我《ぼんが》一如《いちにょ》〟という考え方があります。

「梵」はブラフマン、つまり宇宙の根源・宇宙の純粋意識を指し、宇宙エネルギーといってもよいでしょう。

「我」はアートマン、つまり本当の自分、何ものにも汚されていない純粋意識、真我です。

ヨーガの場合、自我（エゴ）を超えなければ、自我を離れなければ、アートマンそしてブラフマンを感じることはできないとされています。

アートマンはもともと息を意味する言葉でした。それがやがて魂を意味するようになったのです。我々の意識は本来、何ものにも汚されていないアートマンです。しかし自我に覆われて隠れているのです。
ヨーガという言葉は〝結合〟という意味です。何を結ぶかというと、ブラフマンとアートマンを結合し〝梵我一如〟を実感することです。

〝私の呼吸と宇宙の呼吸が
だんだん静かに重なっていく
不安は小さな舟にのせ
祈りとともに宇宙の波にさらわせて
やがて深い眠りに誘われて
宇宙の寝息に溶けていく
宇宙の波動に身をまかせれば
平安が訪れ
宇宙の呼吸に私の呼吸が
溶けていく〟

おわりに

人生では、悲しみと失望の交差点で、立ちすくんでしまうことがあります。

インド五千年の秘法〝ヨーガ〟の智慧と実践は、どんなときでも「大丈夫」と力強く私たちをサポートしてくれます。

〝ヨーガ〟は結合という意味で、何と結合していくかは自分の選択にかかっています。自分の本来の輝きを覆ってしまっている曇りの原因（不純物、煩悩、条件づけ、無知）をとりのぞき、本当の自分を知ること、その上で何と結びついていくのかを選択していきます。

からだとこころが強靭《きょうじん》であれば、自分を信じて生きていくことができます。自分を大切にして生きていくことができれば、本当の人生を選択していけるのだとヨーガは導いてくれます。

日々は忙しく過ぎていき、じっくりヨーガにとりくむ時間をもつことは難しいですが、毎日の暮らしの中で、生活そのものがヨーガを実践していると同じように、からだ、こころ、呼吸をととのえていくことは可能です。からだとこころの姿勢を正して呼吸をゆっくりにして、二十四時間、快適に過ごせるように、ちょっとだけ工夫してみます。

インドのヨーガアーシュラム（道場）に滞在していたとき、そこのヨーガ行者さんが「YOGA IS MY LIFE（ヨーガは私の人生そのものだ）」と言いました。日々の生活をヨーガ的に過ごすことができれば、「YOGA IS MY LIFE」であり、「LIFE IS ALSO YOGA（人生もまたヨーガである）」と言えるでしょう。

この本は佼成出版社の清野雅代さんとの不思議な結びつきによって生まれました。そのご縁とご尽力に深く感謝いたします。

赤根　彰子

参考文献

"YOGA DARSHANA"
by Rudra Gowda,
The Divine Life Society

"ASANA PRANAYAMA MUDRA BANDHA"
by Swami Satyananda Saraswati,
Bihar School of Yoga

"THE BOOK OF YOGA"
by Swami Vishnu Devananda,
The Sivananda Yoga Centre

"Light on Pranayama"
by B.K.S Iyengar,
INDUS

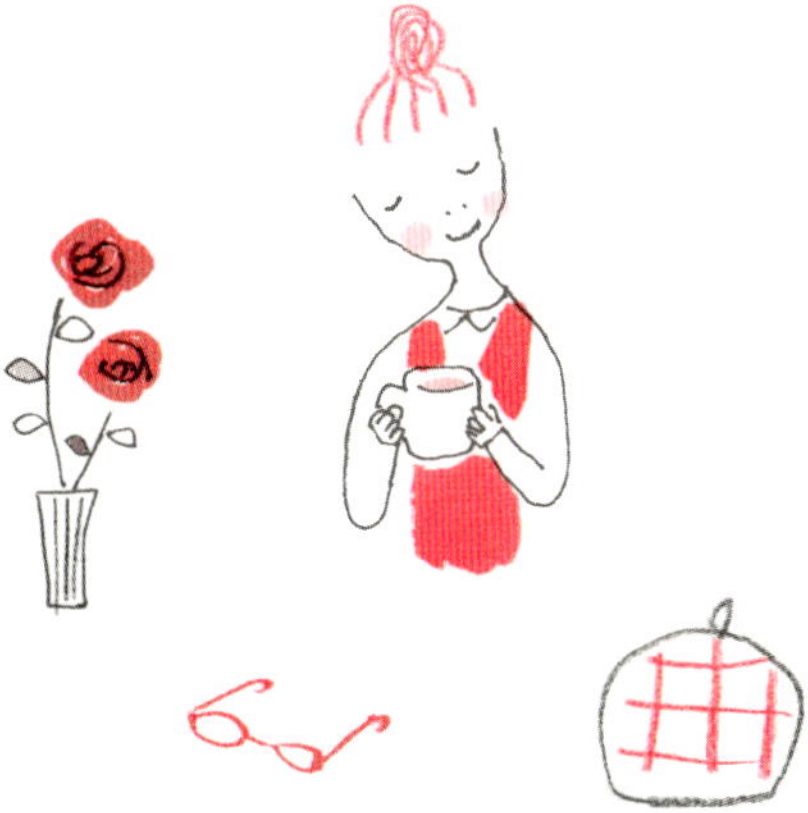

赤根彰子
あかね・あきこ

大学院でインド哲学を学んだことをきっかけにヨーガの実践を始める。編集者を経てインドに渡り、各地のヨーガアーシュラム（道場）でヨーガを学ぶ。渡印9回。インドのヨーガ大学を卒業し、インド政府公認ヨーガ教師としてヨーガの指導、講演、執筆を行う。アサンガヨーガクティ主宰。「ラージャヨーガ」「ナーダヨーガ」「マントラヨーガ」「ヨーガニドラー」「リラックスヨーガ」「自己を知るヨーガ」「ヨーガセラピー」「サハジヨーガ」「シャーンティヨーガ」「お寺ヨーガ」などのクラスを担当。

著書に『こころのヨーガ』（アノニマ・スタジオ）ほか、監修CDに『ヨーガベスト』（キングレコード）、DVDに『ベーシック・ヨーガ』『チャクラ活性法』『太陽礼拝と月礼拝』『腰痛予防のヨーガ』などがある。

ホームページ
http://gendaiyoga.com/

いつでもどこでも
ヨーガな暮らし

2011年7月30日［初版第1刷発行］
2017年1月15日［初版第2刷発行］
著者　赤根彰子
発行者　水野博文
発行所　株式会社佼成出版社
〒166-8535　東京都杉並区和田2-7-1
電話　(03)5385-2317（編集）　(03)5385-2323（販売）
URL　http://www.kosei-shuppan.co.jp/

印刷所　小宮山印刷株式会社
製本所　株式会社若林製本工場

ISBN978-4-333-02497-1　C0095